福島原発事故と小児甲状腺がん
—— 福島の小児甲状腺がんの原因は原発事故だ！——

宗川吉汪　　大倉弘之　　尾崎　望

本の泉社

はじめに

　本書の主張は単純明快です。福島の小児甲状腺がんの多発の原因は原発事故でした。福島県が2015年8月31日に発表した第20回県民健康調査のデータを統計学的に解析した結果、上の結論を得ました。

　県民健康調査が発表される度に、電卓片手に、福島県で甲状腺がんに罹った子どもたちが全体で何人いるか推計していました。先行検査の結果から、10万人当りおおよそ106人と計算しました。福島の0歳から18歳の子どもたちにとって生まれて初めて受ける検査だったので、一人当りの平均の観察期間を9.5年と見積もり、1年間で10万人当り何人発症したかを計算しました。結果は11人でした。計算の仕方は第1章を見てください。単純な割り算とかけ算です。

　得られた数値は、これまでの小児甲状腺がんの常識をはるかに超えていました。年間発症率は100万人当り数人と言われていました。県民健康調査の検討委員会は、多発に見えるのはスクリーニング効果であると説明しました。

　原発事故から3年経過した2014年4月から二巡目の本格検査が始まりました。細胞診の結果が第17回検討委員会（2014年12月25日）で初めて報告され、検査を受けた11人から「悪性ないし悪性疑い」（がん患者）が4名でした。この段階で、試みに10万人当りの患者数を見積もったところ、165人になりました。観察期間を3年として、年間10万人当り55人と計算しました。

　先行検査ではもともと原発事故の影響がないとされていました。もし、小児甲状腺がんの発症に原発事故が影響したとすれば、本格検査で

の発症率が先行検査を上回ることになります。年間発症率のおおざっぱな見積もりで、本格検査が先行検査の5倍になりました。これが本当なら、福島の小児甲状腺がんの多発は原発事故による、ということになります。

しかしながら、上の計算はあまりに小さな数字に基づいているため、当然、大きな誤差を含むと予想されました。そこで、その後の報告を見守り、データの蓄積を待つことにしました。

第18回検討委員会（2015年2月12日）では8人、第19回（2015年5月18日）では15人、そして第20回（2015年8月31日）では25人の患者が報告されました。計算してみると、上の結果とほぼ同じでした。

事ここに至って、統計数学が専門で京都工芸繊維大学教授の大倉弘之さんに統計学的解析をお願いしました。第2章はその結果です。結果は明瞭でした。小児甲状腺がんの発症率が本格検査の方で先行検査を上回っていることが統計学的に示されました。

多くの読者にとって統計学は必ずしもなじみがあるとは思えません。そこで、統計学の考え方の基本から解説してもらいました。この際、ぜひ統計学に親しんでいただきたいと思います。

第3章では、福島から京都に避難してきた人たちの健診に尽力している小児科医の尾崎望さんに、医師の立場から小児甲状腺がんをどうみるかについて解説してもらいました。

A1、A2、B、Cは、福島の県民健康調査の診断基準としてすっかり有名になりましたが、その医学的根拠についての説明はあまりされてきませんでした。また、専門家からも小児甲状腺がんは放っておいても良いというような意見がしばしば聞かれます。この際、ぜひ小児甲状腺がんについての国際的に認められている概念と対応について理解していただきたいと思います。

今回の統計学的解析を通して、統計学の威力を改めて実感しました。福島の小児甲状腺がんの多発の原因が原発事故によることが、95%の信

頼性をもって明らかになりました。

　本書には 1 ベクレルの放射線も登場しません。にもかかわらず、福島の小児甲状腺がんの多発が放射性ヨウ素 131 による内部被ばくが原因であると科学的根拠をもって結論することができました。

　どの程度の内部被ばくがあったのか、発症年齢が福島とチェルノブイリで違うのは何故か、などは今後解明されなければならない課題です。

　重要なことは、核災害にあった子どもたちを今後どのようにして救うか、被災地の子どもたちがこれから健康で健やかに成長するために私たちは何をしなければならないか、です。

　国連子どもの権利条約は、子どもには、最高水準の健康を享受する権利があり、病気の治療と健康回復のための便宜が与えられる権利があるとして、国に対してその権利の実現を求めています（第 24 条）。確かな科学的知見に基づかないかぎり、正しい方針をつくることはできません。それは私たち大人の責任であり義務であると思います。

2015 年 11 月 15 日

宗川吉汪

追記

　本書の刊行に当たり以下の二つの点についてお断りします。

　一つは、本書の完成間際の 11 月 30 日、第 21 回県民健康調査検討委員会が開催され、新たに 9 月 30 日時点での本格検査の実施状況が発表されました。患者（悪性ないし悪性疑い）が前回の 25 人から 39 人に増加しましたが、本書の記述をそれによって変更する必要はありませんでした。

　次に、検査基準である A1、A2、B、C の他に非公開のもう一つの重要な診断基準の存在に気付きました。それを考慮すると、本書における先行検査と本格検査の推定患者数がともに減少しますが、それらの比較に大きな影響を与えるものではありませんでした。

　新たに発表されたデータや隠された診断基準に基づいた結果は日本科学者会議京都支部のホームページ（http://web.kyoto-inet.or.jp/people/jsa-k/）に発表します。ぜひご覧ください。

2015 年 12 月 4 日

目　次

はじめに ii

第1章　県民健康調査から分かる原発事故による小児甲状腺がんの多発 .... 宗川吉汪　1
1.1　福島県県民健康調査 1
1.2　小児甲状腺がんに関する県民健康調査の実施 2
1.3　小児甲状腺がん患者数の推定 4
　　1.3.1　先行検査と本格検査の推定患者数 4
　　1.3.2　発生率の推定 7
　　1.3.3　発生率の統計学的比較 9
1.4　小児甲状腺がん多発の原因と今後の課題 11

第2章　県民健康調査の統計的分析 .... 大倉弘之　15
2.1　統計的分析の考え方と基礎 15
　　2.1.1　二項分布について 16
　　2.1.2　大数の法則 19
　　2.1.3　中心極限定理と正規分布 23
　　2.1.4　母比率の区間推定（復元抽出モデル） 27
2.2　県民健康調査のデータの分析 28
　　2.2.1　超幾何分布（有限母集団からの非復元抽出モデル） 29
　　2.2.2　有限母集団モデルに対する中心極限定理 31
　　2.2.3　区間推定（非復元抽出モデル） 32
　　2.2.4　各段階での区間推定結果とそれらの総合 33

		2.2.5 先行検査と本格検査における患者発生率の比較 . .	37
	2.3	今後の課題	38
	補足	. . . .	39

第3章 福島で起こっていること―臨床医の立場から .. 尾崎　望　42

3.1	避難者健診の取り組み	42
3.2	健診結果の概要	44
3.3	県民健康調査の結果からわかること	49
	3.3.1 福島県県民健康調査の概要	49
	3.3.2 本格検査の結果の概要	51
	3.3.3 「悪性ないし悪性の疑い」の判定について	52
3.4	小児甲状腺がん	54
	3.4.1 あらためて福島県県民健康調査からわかること . .	54
	3.4.2 小児甲状腺に関する国際標準	56
	小児の甲状腺がんの臨床像	56
	治療法と予後	57
	小児甲状腺がんの危険因子	58
3.5	まとめ	59

参考文献	62
文中の表一覧	64
文中の図一覧	64

第1章　県民健康調査から分かる原発事故による小児甲状腺がんの多発

宗川吉汪

1.1　福島県県民健康調査

　1986年4月26日、チェルノブイリ原発事故が起きました。飛び散った放射性ヨウ素131の内部被ばくで大勢の子どもたちが甲状腺がんになりました。ベラルーシでは、事故前の11年間（1975年〜1985年）で、15歳未満の小児甲状腺がんは7人しかいませんでした。それが事故後の11年間（1986年〜1996年）で508人と72倍にも激増しました（文献1を参照）。

　2011年3月11日、東電福島第一原発事故が起きました。放射性ヨウ素131を含む大量の放射性物質が飛び散り、子どもたちが甲状腺がんになるのではないかと心配されました。福島県は、原発事故当時、福島県に住む0歳から18歳の子どもたち約37万人全員の甲状腺を検査することにしました。

　まず、事故前の甲状腺の状態を把握するために、事故後3年の間に「先行検査」を行います。チェルノブイリ事故では3年間はがんは発生しなかったというデータに基づいています。先行検査は甲状腺がんの発生に対して原発事故の影響がなかったと仮定した上で行われた調査でした。

　つぎに、原発事故が子どもたちの甲状腺にどのような影響を与えたか

を調べるために、事故の3年後から「本格検査」を始めることにしました。

先行検査と本格検査で甲状腺がんの発生率を比べて、両者が等しければ原発事故の影響はなかったことになります。しかしもし、本格検査の方が先行検査より発生率が高くなれば、がんの発生に原発事故が影響したことになります。

以上が福島県が行っている小児甲状腺がんに関する県民健康調査の概要です。

1.2 小児甲状腺がんに関する県民健康調査の実施

先行検査は、原発事故の発生した2011年3月11日時点で19歳未満（1992年4月2日〜2011年4月1日生まれ）の福島県民全員（36万7685人）を対象に実施されました。

検査は2011年10月から開始され、2011年度に避難区域の13市町村、2012年度に県中地方の12市町村、そして2013年度にそれ以外の34市町村に対して行われました（図1.1を参照）。先行検査は、2011年10月9日〜2015年4月30日までの受診者の結果をもって終了しました。

本格検査では、先行検査対象者に加えて2011年4月2日〜2012年4月1日に生まれた子どもが追加され、全部で37万8778人になりました。2014年度は避難区域の13市町村と県中地方の12市町村のあわせて25市町村に対して、2015年度はそれ以外の34市町村に対して実施されています（図1.1を参照）。

1.2. 小児甲状腺がんに関する県民健康調査の実施

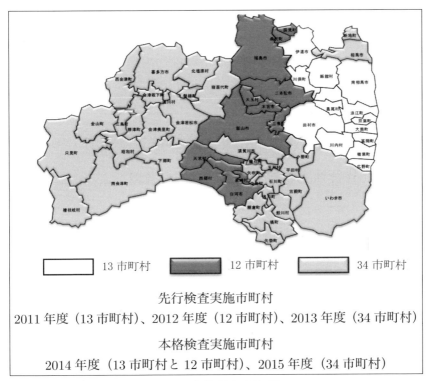

先行検査実施市町村
2011 年度（13 市町村）、2012 年度（12 市町村）、2013 年度（34 市町村）
本格検査実施市町村
2014 年度（13 市町村と 12 市町村）、2015 年度（34 市町村）

図 1.1　実施対象市町村

2015 年 8 月 31 日、第 20 回県民健康調査検討委員会が開催され、「甲状腺検査（先行検査）」結果概要＜確定版＞ならびに「甲状腺検査（本格検査）」実施状況が発表されました。結果は、2015 年 6 月 30 日時点のものです。結果はすべて福島県のホームページに載っていて、インターネットで検索することができます（文献 2、3）。

6 月 30 日時点において、25 市町村に対する本格検査はかなりの程度進行しました（一次検査の受診率 68.8％）。一方、2015 年 4 月から開始された 34 市町村の一次検査受診率は 6 月末で 12％でした。

そこで、25 市町村について先行検査の結果と本格検査の結果を比較することにしました。25 市町村の先行検査の対象者は 20 万 8897 人で、本

格検査の対象者は 21 万 6779 人なので、比較するには十分な人数です。

　もし、甲状腺がんの発生に原発事故が影響したとすれば、事故から 3 年経って始められた本格検査では先行検査に比べてがんの発生が多くなっているはずです。

1.3　小児甲状腺がん患者数の推定

1.3.1　先行検査と本格検査の推定患者数

　福島県の調査では、先行検査ならびに本格検査の対象者に対して全体で 3 段階にわたって検査を行い、がん患者を見つけていきます。

　1 段目は、一次検査で、19 歳未満のすべての子どもたちが対象者です。超音波検査（いわゆるエコー検査）で甲状腺を調べます。A 判定（結節やのう胞がない、あるいは小さい）、B 判定（5.1mm 以上の結節や 20.1mm 以上ののう胞がある）、C 判定（二次検査が必要と認定）を行います。

　2 段目は、B 判定または C 判定となった人たちの受ける二次検査です。再度のエコー検査と血液、尿の検査を行います。

　3 段目は、二次検査でがんの疑いが持たれた人を対象に行う穿刺（せんし）吸引細胞検査です。ここで最終的にがん細胞の有無を調べることになります。

　各段階の検査で陽性と疑われた人が次の段階の検査対象者になり、最後の検査で陽性の人（悪性ないし悪性疑い）が診断確定者（がん患者）ということになります。

　25 市町村の先行検査ならびに本格検査のデータから、それぞれの検査対象者の約 21 万人の中に甲状腺がんの患者がもともと何人いたかを推定します。そのために、それぞれ 1〜3 段階で陽性者の比率を計算し、最終的に対象者全員の中に甲状腺がん患者が何人いたかを計算しました。

　結果をまとめて表 1.1 と表 1.2 に示しました。

1.3. 小児甲状腺がん患者数の推定

表 1.1　25 市町村の先行検査の結果

	一次検査	二次検査	細胞検査
検査対象者数	20 万 8897	1209	743
結果確定者数	18 万 1148	1099	355
陽性者数	1209	743	71
各段階の発見率	0.0066741	0.67607	0.20000
先行検査全体に対する推定値			
発見率（各段階発見率の積）	$0.0066741 \times 0.67607 \times 0.20000 = 0.000902$		
10 万人当りの患者数	10 万人 $\times 0.000902 = 90.2$ 人		
全対象者中の患者数	20 万 8897 人 $\times 0.000902 = 188.5$ 人		

表 1.2　25 市町村の本格検査の結果

	一次検査	二次検査	細胞検査
検査対象者数	21 万 6779	1173	470
結果確定者数	14 万 7820	659	87
陽性者数	1173	470	25
各段階の発見率	0.0079353	0.71320	0.28736
本格検査全体に対する推定値			
発見率（各段階発見率の積）	$0.0079353 \times 0.71320 \times 0.28736 = 0.001626$		
10 万人当りの患者数	10 万人 $\times 0.001626 = 162.6$ 人		
全対象者中の患者数	21 万 6779 人 $\times 0.000902 = 352.5$ 人		

以下、この結果について説明します。

まず先行検査から陽性者の比率を計算し、甲状腺がん患者の数を推定します。表 1.1 を見てください。

1 段目（一次検査）の陽性者の発見率は次のようにして求めることができます。

$$1 \text{段目陽性者 } 1206 \text{ 人} \div \text{結果確定者 } 18 \text{ 万 } 1148 \text{ 人} = 0.0066741$$

検査対象者全員の 20 万 8897 人にこの値を掛ければ、1 段目陽性者の数が推定できます。

$$20 \text{ 万 } 8897 \text{ 人} \times 0.0066741 = 1394 \text{ 人}$$

1段目陽性者は実際には1206人でしたが、もともとは1394人いたと推定されます。

2段目（二次検査）の陽性者の発見率は、

$$2 段目陽性者 743 人 \div 結果確定者 1099 人 = 0.67607$$

2段目陽性者の数は、推定1段目陽性者1394人 × 0.67607 = 942.5人、と推定できます。

最後に、3段目（細胞検査）の陽性者の発見率を求めます。

$$3 段目陽性者 71 人 \div 結果確定者 355 人 = 0.20000$$

3段目陽性者の数は、推定2段目陽性者942.5人 × 0.20000 = 188.5人、と推定されます。

　上の計算では各段階ごとに陽性者の数を推定しました。しかし、各段階の発見率を掛け合わせると、全体の発見率を求めることができます。

$$0.0066741 \times 0.67607 \times 0.2 = 0.000902$$

この発見率に検査対象者の人数（20万8897人）を掛ければ、全対象者中の患者数を求めることができます。

$$20 万 8897 人 \times 0.000902 = 188.5 人$$

10万人を掛ければ、10万人当りの患者数が求まります。

$$10 万人 \times 0.000902 = 90.2 人$$

　結局、検査対象者20万8897人の中には188.5人の甲状腺がんの患者がいたと推測されます。実際に見つかったのは71人なので、全対象者中にはその2.7倍もの患者がいたことになります。

1.3. 小児甲状腺がん患者数の推定

小児甲状腺がんは珍しいがんで、普通、100万人に数人と言われています。福島では桁違いに多い甲状腺がんが見つかったことになります。県民健康調査検討委員会は、エコー検査でこれほど精密に検査したのは史上初めてなので、これまで見落としていた患者を今回見つけることができた、いわゆるスクリーニング効果だ、と説明しています。

次に、本格検査でも、先行検査とまったく同じようにして対象者全員の中に甲状腺がん患者が何人いたかを推定することができます。

1段目（一次検査）の陽性者の発見率は 0.0079353、2段目は 0.71320、3段目は 0.28736、と計算されました。それらを掛け合わせて、本格検査の全体の発見率、$0.0079353 \times 0.71320 \times 0.28736 = 0.001626$ が求まります。この発見率に本格検査の対象者21万6779人を掛け合わせると、全対象者中の患者数を求めることができます。

$$21 万 6779 人 \times 0.001626 = 352.5 人$$

$$10 万人当りでは、10 万人 \times 0.001626 = 162.6 人$$

以上の結果から、対象者10万人当りの甲状腺がん患者の数は、先行検査で90.2人、本格検査で162.6人、と推定されました。先行検査より本格検査の方で1.8倍も多く患者が見つかったことになります。

甲状腺がんの発症に原発事故が関係したかどうかは、先行検査と本格検査で見つかった患者の数を、単に比較するだけでは不十分です。がん発症の頻度を比べる必要があります。

1.3.2 発生率の推定

先行検査および本格検査のそれぞれで1年間で新たな患者が何人発生したかを推測します。先行検査では、対象者の誕生から2011年4月1日までが観察期間になっています。一方、本格検査では、2011年4月2日からの3年間が観察期間です。

先行検査の対象者は、全員、2011年4月1日時点で19歳未満でしたので、1人当りの平均観察年数を以下のように推定しました。年齢分布を一様であると仮定すると、9.5年になります。

$$(18.5 + 17.5 + 16.5 + 15.5 + \ldots\ldots + 3.5 + 2.5 + 1.5 + 0.5) \div 19$$
$$= 180.5 \div 19 = 9.5 \,(年)$$

簡単には、$19 \div 2 = 9.5$（年）と考えても同じです。

本格検査では、観察期間は2011年4月2日から2014年4月1日の3年間ですが、新たに2012年4月1日時点での0歳人口を加えています。それらも加えて、年齢分布を一様であると仮定して、2012年4月1日時点で20歳未満の本格検査の対象者1人当りの平均観察年数を求めると、2.975年となります。

$$(3 \times 19 + 2.5) \div 20 = 59.5 \div 20 = 2.975 \,(年)$$

対象者10万人当りの甲状腺がん患者の数は、先行検査で90.2人、本格検査で162.6人でした。対象者のがんが見つかるまでの平均期間は、先行検査で9.5年、本格検査で2.975年でした。すると、10万人当り1年間の患者発生数は、

先行検査で、90.2人 ÷ 9.5年 ＝ 9.5人／年、

本格検査で、162.6人 ÷ 2.975年 ＝ 54.7人／年、

となります。

はじめにも述べたように、福島県県民健康調査の先行検査と本格検査で、甲状腺がんの発生率を比べて、両者が等しければ原発事故の影響はなかったことになります。しかしもし、本格検査の発生率が先行検査より高ければ、がんの発生に原発事故が影響したことになります。

上の結果は、甲状腺がんの発生に原発事故が影響したということを強く示唆します。

1.3.3　発生率の統計学的比較

　これまでは、あくまで検査の各段階の発見率をかけ合わせた比例計算をしたにすぎません。当然、誤差を含んでいるので、それが余りに大きければ上の推測は成り立ちません。

　先行検査や本格検査の各段階での陽性者が全員次の段階の検査を受けていれば、誤差を考える必要はありません。しかし、実際には、陽性者の全員が次の段階の検査に進むことはないので誤差が発生します。

　いま、受診対象者に対する実際の受診者の割合を受診率とよぶことにします。先行検査における各段階での受診率は、次のとおりです。

$$1 段目（一次検査）は 181148 \div 208897 = 86.716\%$$
$$2 段目（二次検査）は 1099 \div 1209 = 90.902\%$$
$$3 段目（細胞検査）は 355 \div 743 = 47.779\%$$

（2段目検査で、受診者1119人のうち結果確定者は1099人でしたが、ここでは結果確定者をもって実質受診者としました。）

　同様にして本格検査の受診率を求めます。

$$1 段目（一次検査）は 147820 \div 216779 = 68.189\%、$$
$$2 段目（二次検査）は 659 \div 1173 = 56.181\%、$$
$$3 段目（細胞検査）は 87 \div 470 = 18.511\%$$

（ここでも結果確定者をもって実質受診者とみなしました。）

　そこで、先行検査および本格検査のそれぞれの受診率を考慮して、先に得られた推定値が統計学的にどの程度の誤差の範囲にあるかを推測しました。統計学的方法の詳細は第2章に譲ります。

　計算の結果、10万人当りの推定患者数は、

先行検査で、72.9 人〜110.8 人（95％信頼区間）、

本格検査で、105.3 人〜239.6 人（95％信頼区間）、

となりました（p.36 の図 2.12 を参照）。本格検査では受診率が低いために先行検査に比べて大きな誤差を含むことが分かります。先の単純比例計算では、先行検査で 90.2 人、本格検査で 162.6 人、でした。

次に、先行検査と本格検査における 10 万人・1 年間当りのがん発生率を求めます。対象者のがんが見つかるまでの平均期間は、先行検査で 9.5 年、本格検査で 2.975 年でした。すると、10 万人当り 1 年間の患者発生数は、

先行検査で、7.7 人〜11.7 人（95％信頼区間）、

本格検査で、35.4 人〜80.5 人（95％信頼区間）、

となります（p.37 の図 2.13 を参照）。

いま、10 万人・1 年当りの発生数として、先行検査で 11.7 人、本格検査で 35.4 人を採用して比較すると、統計的に 95％の信頼率が得られることが示されます（p.38 の図 2.14 を参照）。

その結果、先行検査と本格検査の発生頻度の比は 11.7：35.4 となり、本格検査の方が先行検査に比べて 3.03 倍高いことになります。このように、原発事故が小児甲状腺がん発症の原因になっているということが 95％以上の信頼率で示されました。

原発事故によってどの程度の小児甲状腺がんが発症したかは以下の計算で求められます。

発生率増加分 ÷ 本格検査発生率 ＝ (35.4 − 11.7) ÷ 35.4 ＝ 0.6694

すなわち、原発事故後に発症した子どもの甲状腺がんの 67％以上は原発事故によると推定されます。これはかなり厳しく見た値なので、実際はもっと多いと思われます。

1.4 小児甲状腺がん多発の原因と今後の課題

　以上のように、福島原発事故後の子どもの甲状腺がんの発症は原発事故が原因であると考えざるを得ません。このことが明瞭に示された今、その直接の原因が何であったかは、今後、究明されなければなりません。

　本格検査で甲状腺がんと診断された25名は、先行検査ではA判定が23人、B判定が2人でした。先行検査と本格検査の間の3年あまりで発症した可能性があります。

　A判定では、甲状腺にのう胞や結節（しこり）がない状態をA1、結節（5.0mm以下）またはのう胞（20.0mm以下）を認めたものをA2としています。「のう胞」とは甲状腺にできた体液のたまった袋のことで、中身は液体で、細胞がないためがんになることはありません。一方、「結節」は「しこり」とも呼ばれ、甲状腺の細胞が変化したものです。結節には良性と悪性（がん）があり、多くは良性で、良性から悪性に変化することはありません。細胞はがん遺伝子の変異があってはじめてがん化するからです。

　甲状腺がんはもともと女性に多い病気です。国立がん研究センターの2010年のデータによると、全国罹患率推計値（人口10万対）は、15歳〜19歳で男子0.4：女子1.9（1：4.75）、40歳〜44歳で男性4.9：女性17.9（1：3.65）、60歳〜64歳で男性12.4：女性26.3（1：2.12）でした。このように自然発生の甲状腺がんは、年齢とともに男女比率が変化しますが、とくに若年では女子に大変多い病気です。

　一方、今回の福島で見つかった小児甲状腺がんの男女の比は、先行検査（25市町村）で男子26：女子45（1：1.73）で、男子の比率が高くなっていました。そして、本格検査（25市町村）では男子11：女子14（1：1.27）と男子の比率がさらに高くなりました。チェルノブイリでも原発事故後に発症した小児甲状腺がんの男女比は男子1：女子1.88と報告されています。放射線被ばくによって発症の男女比が変化したと考えられ

ます。

　甲状腺がんを引き起こした原因が、チェルノブイリ事故と同様、放出された放射性ヨウ素による内部被ばくであると考えるのが最も自然です。

　IAEA（国際原子力機関）は、2015年8月31日、東電福島原発事故の最終報告書を公表し、その中で「事故に起因する（子どもの）甲状腺被ばく線量は概して低く、子どもの甲状腺がん増加は考えにくい」と述べました。

　IAEAが報告するように福島原発事故による被ばく線量が低いとすると、かなり低い線量でも甲状腺がんを引き起こす、ということになります。あるいは、実際はもっと多量の放射性ヨウ素が放出されたのかもしれません。これからの調査が待たれます。

　福島県県民健康調査検討委員会は、これまで、先行検査で発見された甲状腺がんが放射線の影響とは考えにくいとしてきました。最近、岡山大学の津田敏秀教授らのグループが、主に先行検査のデータから、福島県の年間発生率と日本全体の年間発生率とを統計疫学的に比較しました。その結果、福島県中通り中部の市町村で50倍（95%信頼区間、25倍〜90倍）もの高い発生率比を示すことが分かりました（文献4を参照）。

　今回、私たちは、福島県の仮定に従って先行検査で見つかった甲状腺がんには事故の影響はないとして、がん発生率を本格検査と比較しました。しかし実際は先行検査の段階でも放射線の内部被ばくが原因でがんが発症していた可能性があり、先行検査から推定された発生率には、被ばくと非被ばくの両方が含まれていた可能性があります。

　しかし、先行検査で見つかった甲状腺がんがすべて被ばくによるとは考えられません。もしそうなら、先行検査と本格検査でがん発生率が等しくなってしまうからです。

　このように考えると、事故後に発症した子どもの甲状腺がんはほとんどすべてが放射性ヨウ素131による内部被ばくが原因、ということになります。

1.4. 小児甲状腺がん多発の原因と今後の課題

　福島県立医科大学の鈴木眞一教授らのグループは、福島の患者の甲状腺がん関連遺伝子の変化を解析し、チェルノブイリで見つかった小児型遺伝子の変化より成人型遺伝子の変異の方が多かった、という結果を報告しました。この結果から、鈴木教授らは、福島の小児甲状腺がんはチェルノブイリとは違う、だから放射線の影響ではない、と主張しました（文献5を参照）。しかし、遺伝子解析の結果は、チェルノブイリでは幼児が多く、福島では中高生が多いということの反映でしかありません。発症の年齢構成の結果がチェルノブイリ事故の場合と異なることについても、福島の甲状腺がんが原発事故によって発症したという事実に基づいて、今後その理由が解明されるべきです。

　ここで改めて福島県の県民健康調査の目的を考えてみたいと思います。

　福島県は、原発事故による放射性物質の拡散や避難等を踏まえて、①県民の被ばく線量の評価を行うとともに、②県民の健康状態を把握し、疾病の予防、早期発見、早期治療につなげる、という二つを調査の目的としています。甲状腺検査については、原発事故を踏まえて、子どもたちの健康を長期に見守ることを目的とし、甲状腺の状態を把握するための先行検査と、引き続いて甲状腺の状態を継続して確認するための本格検査を行う、としています。このことは冒頭述べた通りです。

　県民健康調査では、県民一人ひとりの健康を守る、ということが目的の第一に来なければならないことは言うまでもありません。

　小児甲状腺がんについては、18歳以下の福島県民全員を対象とし、すでに発見されたがんについては手術を含めた治療がなされていることは評価されます。しかしながら、2015年6月時点で本格検査における患者発見は25人に留まっているのは残念なことです。上の計算で、25市町村の患者数は228～519人と見積もられるので、受診しなかった人は早急に受診し、適切な処置を受けるように希望したいと思います。全市町村の先行検査では今年6月時点で113人の患者が発見されていますが、患者総数は326～464人と推定されています。BまたはCに判定された

人は早急に受診し、適切な処置を受けるようにお勧めします。

　県民健康調査の目的は、しかし、県民個々人の健康を守るということに留まってはならないと思います。原発事故があって調査が行われていることから、健康と事故との関係を明らかにすることも調査の重要な目的であるはずです。

　福島における小児甲状腺がんの多発が原発事故によるか否かの疫学調査も疾病の早期発見・早期治療と同等に重要な目的に掲げられなければならないはずです。

　今回私たちは、これまでに公表された先行検査と本格検査の結果を統計分析することで福島の小児甲状腺がんの多発が原発事故に由来することを明らかにしました。

　原発事故後の小児甲状腺がんに対しては放射線被ばくによるものと認定されるべきで、その責任はすべて国と東電にあります。今後、その補償を求めていく必要があります。

　被ばくの影響が小児甲状腺がんだけに留まっているとは考えられません。甲状腺がん以外の疾病についても、今後、事故との関連を明らかにしていく必要があります。被ばくと疾病との関連を明らかにする疫学調査を、これまで以上に、県や国に求めて行くべきであると思います。

　最後に一つ、老婆心ながら付け加えます。それは、疫学調査が個々人の健康を守ることの上に置かれては絶対ならないということです。そのためには、県民が主体となって疫学調査を行う、という態度が大切です。調査が行政や研究者の都合や興味によってなされたらたまったものではありません。調査結果はすべて県民のものであり、そこに秘密があってはなりません。

第 2 章　県民健康調査の統計的分析

大倉弘之

2.1　統計的分析の考え方と基礎

　今回の統計的分析では、通常、「母比率の区間推定」と呼ばれる手法を使いました。これは、大学の統計に関する標準的な数学の授業では必ず出てくる手法であり、高校の教科書にも載っています（ただし、選択課題であるために高校ではそこまでは学ばない場合が多いようです）。はじめに、まず、統計数学の基礎である確率の考え方も含めて、標準的な内容を紹介します。ここは推定という考え方の基本ですので、できるだけ簡単な例で解説します。

　今回利用した手法は「母比率の区間推定」の中でも、さらに、「有限母集団」に対する「非復元抽出」の場合を扱うことになります。これは、上の標準的な授業等では扱われない場合も多いので、2.2 節で詳しく解説します。2.1 節は 2.2 節の理解の基礎になる部分でもあります。統計数学の標準的な知識をお持ちの方は 2.2 節からお読みください。

　なお、ここでカッコをつけた「母比率の区間推定」、「有限母集団」、「非復元抽出」という専門用語は統計学の教科書や事典、インターネットで調べる場合のキーワードとなります。

2.1.1　二項分布について

　統計学の基礎には確率分布という考え方が必須です。その中でも母比率の推測には欠かせない**二項分布**について、それが典型的に現れる「くじ引き」を例として考えてみます。

　ここに、10 本に 1 本の割合で当たる「くじ」があるとして、その「くじ」を何本か引くことを考えます。

　まず、1 本だけ「くじ」を引く場合の当たる確率は $\frac{1}{10}$ です。この $\frac{1}{10}$ という数値がどういう意味を持っているのか、考えてみましょう。10 本に 1 本の割合で当たるので $\frac{1}{10}$ です。では、どうしたらこのような「くじ」が作れるのでしょうか。福引のように、目で直接見ないで触るだけならば全く区別できないような玉を 10 個用意して、そのうちの 1 個だけを赤色として当たりの玉とし、残りの 9 個は白色としてはずれとします。こうすることで、どの玉も引かれる可能性が同じになるので、当たりの赤玉を引く可能性は $\frac{1}{10}$ ということになります。

　この「くじ」を何度も引く場合、引いた球はそのたびに戻します。そうすることで、常に一定の確率の「くじ」を何度でも引き続けることができます。この意味でこのような「くじ引き」の方法を**復元抽出**と呼びます。これに対して、「くじ」をいちいち戻さないで引くやり方を**非復元抽出**といい、これは 2.2 節で扱います。

　それでは、この「くじ」を 10 回引いたら 1 回は必ず当たるのかと言えば、そうはいきません。一度も出ないこともあれば、ひょっとして 2 回またはそれ以上の当たりが出るかもしれません。

　「くじ」を用意する側からすれば、10 本に 1 本の割合で当たりを入れていることから、確率 $\frac{1}{10}$ ということが直接わかりますが、「くじ」を引く側からすれば、引いた回数に対していくつ当たるのかということからしか知ることができません。

　これらの間の関係を考えてみましょう。

2.1. 統計的分析の考え方と基礎

この「くじ」を 10 回引くときに出る当たりの数は一定しないので X とおいてみます。この X は確率変数と言って、その値は偶然に決まるもので、0 から 10 までの 11 通りの可能性があります。しかも、各値の出やすさの程度は一定ではなく、それらの程度もやはり確率で表されます。この確率の計算は高校の教科書でも出てくる**二項分布**で、下の公式から求められます。

$$P(X=x) = {}_{10}C_x \left(\frac{1}{10}\right)^x \left(\frac{9}{10}\right)^{10-x} \tag{2.1.1}$$
$$(x = 0, 1, 2, 3, \cdots, 10)$$

ここで、${}_{10}C_x$ は $\binom{10}{x}$ とも書かれ、10 個のものから x 個取り出す組み合わせの数を表し、**二項係数**とも呼ばれます(章末の補足を参照)。

表 2.1 二項分布の例

x	$P(X=x)$
0	0.3486784401
1	0.387420489
2	0.1937102445
3	0.057395628
4	0.011160261
5	0.0014880348
6	0.000137781
7	0.000008748
8	0.0000003645
9	0.000000009
10	0.0000000001

具体的な値は表 2.1 のようになります(図 2.1 も参照)。この数値は、比率を表す数値なので 0 と 1 の間の値をとり、総和はちょうど 1、すなわち 100% になります。例えば、$X=1$ となる確率(つまり 1 回当たる確率)は最も大きく約 38.7% です。その次に大きいのが $X=0$ となる確率(つまり 1 回も当たらない確率)で約 34.9% です。また、$X=2$ となる確率は約 19.4%、$X=3$ となる確率は約 5.7% です。そして、$X=4$ となる確率は約 1.1% で、さらにその後は、おおよそ 0.15%、0.01% などと 0% に近い確率が続きます。

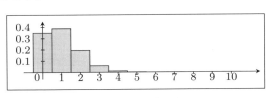

図 2.1 二項分布

ここで、$X=0$ となる確率が意外に大きいことが分かります。$X=2$ となる確率は 3 番目に大きく、約 20%程度なので、時々は起こるといえます。その後の $X=3$ となる確率と $X=4$ となる確率は、それぞれおおよそ 5%と 1%です。

　この 5%と 1%という確率は、統計学の様々な場面で判断の基準とされることが多いものです。これらの確率で起きることが、どの程度珍しいことであるのかということを、上の例などを通じて各自の感じ方で記憶しておくとよいでしょう。

　例えば、$X=3$ となるのは、まず通常起こることは期待できない、稀にしか起きないようなことであり、$X=4$ はさらに起こりにくく、ほとんどあり得ない、あるいは奇跡的な事象といってもいいかもしれません。

　このように言葉で表現すると、主観的な感じ方を述べているだけですから、人により感じ方は違うかもしれません。科学的な判断の基準とするときには、それぞれ確率という客観的な数値で 5%とか 1%などと表わします。

　これらの小さな確率である 5%と 1%を、1 すなわち 100%から引いた確率は、それぞれ 95%と 99%であり、これらは 100%に近い確率としてやはり統計学ではよく登場します。こちらの方は、上とは逆で、例えば、あることがらの確率が 95%といえば、普通に起こっても不思議でないこと、通常は成り立つと思っていいようなことを指しますが、稀には外れることもあるという程度のことです。確率が 99%なら、まず間違いなく起こると思って良い、外れるとしたら余程のことです。

　上の「くじ」の例で、X の値の範囲を考えてみると、$0 \leqq X \leqq 2$ となる確率は約 93.0%となります。95%には少し足りませんが、通常は $0 \leqq X \leqq 2$ の範囲で当たりが出るだろうとか、たまには $X \geqq 3$ ということも起こるだろうという感じになると思います。さらに $X=3$ の場合を加えて $0 \leqq X \leqq 3$ まで範囲を広げれば、その確率は約 98.7%です。もう少しで 99%ということで、$0 \leqq X \leqq 3$ の範囲以外はまず起こらない

2.1. 統計的分析の考え方と基礎　　　　　　　　　　　　　　　　19

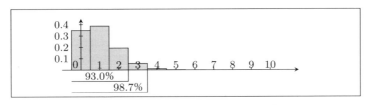

図 2.2　二項分布（つづき）

　ここで、二項分布について一般的な事項をまとめておきます。一般に当る確率が p $(0<p<1)$ である「くじ」を n 回引くときの当る回数を X_n と表すと、

$$P(X_n = x) = {}_nC_x\, p^x(1-p)^{n-x} \\ (x = 0, 1, 2, 3, \cdots, n) \tag{2.1.2}$$

が成り立ちます（${}_nC_x$ については章末の補足を参照）。上で扱ったのは $p = \frac{1}{10}$、$n = 10$ の場合でした。この確率分布を二項分布と言い、$\mathrm{Bin}(n,p)$ と表します。また、$X_n \sim \mathrm{Bin}(n,p)$ で X_n がこの確率分布に従うこと、すなわち (2.1.2) の関係を表します。上の例は $\mathrm{Bin}(10, \frac{1}{10})$ でした。

2.1.2　大数の法則

　ここからは、n を大きくすることを考えましょう。先に考えたのと同じ「くじ」を、今度は 100 回引いてみましょう。$p = \frac{1}{10}$ は同じで $n = 100$ とします。このときの当たりの回数 X_{100} に対する確率分布の公式は次のようになります。

$$P(X_{100} = x) = {}_{100}C_x \left(\frac{1}{10}\right)^x \left(\frac{9}{10}\right)^{100-x} \\ (x = 0, 1, 2, 3, \cdots, 100) \tag{2.1.3}$$

確率分布の様子がだいぶ変わります。今度は場合の数が多いので個々の確率は省略しますが、分布の山の裾野といくつかの範囲の確率を図示しておきます。

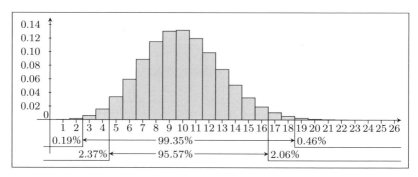

図 2.3 二項分布 $\text{Bin}(100, \frac{1}{10})$

さらに「くじ」を引く回数を $n = 1000$ と増やしたらどうなるでしょう。上と全く同様にして

$$P(X_{1000} = x) = {}_{1000}\mathrm{C}_x \left(\frac{1}{10}\right)^x \left(\frac{9}{10}\right)^{1000-x} \quad (2.1.4)$$
$$(x = 0, 1, 2, 3, \cdots, 1000)$$

により確率分布を計算して、分布の山の裾野といくつかの範囲の確率を図示しておきます。

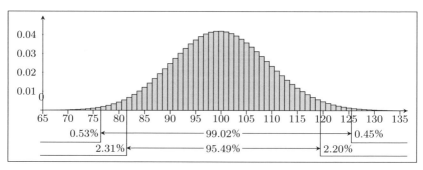

図 2.4 二項分布 $\text{Bin}(1000, \frac{1}{10})$

2.1. 統計的分析の考え方と基礎

さて、ここまで「くじ」を引く回数を $n = 10$、$n = 100$、$n = 1000$ と段々増やしてきました。さらに n を増やすとどうなるか。ここまでは具体的に計算をした結果を見てきました。このままこういうことを続けてもきりがありません。計算も（コンピュータにやらせていますがそれでも）段々大変になってきます。

そこで、ここまでの計算結果の特徴を振り返ってみてみます。X_n のとる値は、元々の1回引いたときの「くじ」の当たる確率 $p = \frac{1}{10}$ を用いれば、いずれの場合も $X = np$ となる確率をピークとしてその周辺の値をとる確率がグラフからわかるように、n の増大と共に段々なだらかな山状になってきました。

そこで、**標本比率**と呼ばれる確率変数 $\widehat{p}_n = \frac{X_n}{n}$ を考えてみます（$\widehat{p}$ は "ピーハット" と読みます）。こうすると、確率が最大となる $\widehat{p}_n$ の値はいずれの場合も共通の $p = \frac{1}{10}$ となります。この分布を再度図示してみると、n の増大に伴って、分布が $p = \frac{1}{10}$ に集中して行くことがわかります（図 2.5 を参照）。これは、n をいくらでも大きくしたとき $\widehat{p}_n$ が p にいくらでも近づいて行くこと、すなわち、

$$\widehat{p}_n \xrightarrow[n \to \infty]{} p \qquad (2.1.5)$$

を示しています。これは、確率論の中では一つの定理として数学的に証明されていて、**大数の法則**と呼ばれています。これにより、くじを引く側からも n を増やすことによって p の値に接近して行けることがわかりました。

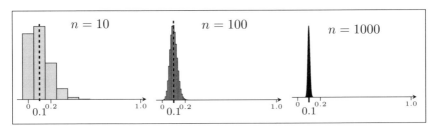

図 2.5 大数の法則

ここまで、n を大きくしていくと X_n の分布のグラフは段々なだらかな山状に横に広がっていきましたが、実は、値を取り得る範囲が 10 倍ずつ広がっているのにグラフで示したのは、確率が集中しているその一部だけでした。例えば、図 2.2〜2.4 で示したおよそ 95%程度の確率が分布している X_n の値の範囲を $\widehat{p}_n$ の値の範囲に換算してみると、$n = 10$ のとき $0 \leqq \widehat{p}_n \leqq 0.2$、$n = 100$ のとき $0.05 \leqq \widehat{p}_n \leqq 0.16$、$n = 1000$ のとき $0.082 \leqq \widehat{p}_n \leqq 0.119$ とだんだん $p = \frac{1}{10}$ の近くに集中していく様子がわかります。それらの取り得る値の範囲をすべて 0 から 1 の範囲に縮小してみたら、分布の広がりはむしろ小さくなって行くことがわかりました（図 2.5 を参照）。

　ところで、最後に述べたような、確率分布の特徴を表す特性値として**平均**と**分散**があります。平均は確率分布の取り得る値に対応する確率の重みをつけて足し合わせた値です。確率変数 X に対しては**期待値**とも呼ばれ $E(X)$ と記され次を意味します。

$$E(X) = \sum_{x=0}^{n} x P(X = x) \tag{2.1.6}$$

この数値は、確率変数または確率分布の取り得る様々な値を代表する値と言えます。一般の確率変数の場合なら和をとる x の範囲は X の取り得る値の範囲全体になります。また、確率変数の関数 $\varphi(X)$ の期待値もその値に X の取り得る値に対応する確率の重みをつけて足し合わせた値として定義され、次で与えられます。

$$E\bigl(\varphi(X)\bigr) = \sum_{x=0}^{n} \varphi(x) P(X = x) \tag{2.1.7}$$

次に、$\mu = E(X)$ とおくことにすると、X の値は μ の両側に分布しているので、$X - \mu$（これを X の**偏差**という）の値は一般には正になったり負になったり 0 になったりします。これも確率変数ですが、これを 2 乗した $(X - \mu)^2$ は負になることはなく、その期待値を X の**分散**と呼び $V(X)$ と記します。これは X の期待値 μ からの偏りの大きさを反映す

2.1. 統計的分析の考え方と基礎

る数値であり

$$V(X) = E\big((X-\mu)^2\big) = \sum_{x=0}^{n}(x-\mu)^2 P(X=x) \quad (2.1.8)$$

で与えられます。これらの定義により、2つの数 a、b から作られる新しい確率変数 $aX+b$ に対して

$$E(aX+b) = aE(X)+b, \qquad V(aX+b) = a^2 V(X) \quad (2.1.9)$$

がわかります。また、次の**分散公式**と呼ばれる関係式も (2.1.8)、(2.1.9) から導かれます。

$$V(X) = E(X^2) - E(X)^2 \quad (2.1.10)$$

特に、$X_n \sim \mathrm{Bin}(n,p)$ のときは

$$E(X_n) = np, \qquad V(X_n) = np(1-p) \quad (2.1.11)$$

となることが知られています。X_n を n で割った $\widehat{p}_n$ に対しては、(2.1.9) における $a = \frac{1}{n}$、$b = 0$ の場合により

$$E(\widehat{p}_n) = \frac{1}{n}np = p, \qquad V(\widehat{p}_n) = \frac{1}{n^2}V(X_n) = \frac{p(1-p)}{n} \quad (2.1.12)$$

がわかります。このように $V(\widehat{p}_n)$ は n が大きくなるといくらでも小さくなりますから、上の大数の法則で説明した $\widehat{p}_n$ の値が n の増大とともに p に集中していくことが、この (2.1.12) で平均と分散を見るだけでもわかることになります。実際に大数の法則もこの二つの式を根拠にして証明されることになります。

2.1.3 中心極限定理と正規分布

「くじ」の例で、確率分布が n とともに変わっていくグラフの様子が段々なだらかな山状になっていきました。この現象が上の大数の法則と並んでとても重要な法則を示していて、中心極限定理と呼ばれる数学

の定理として知られています。大数の法則では $\widehat{p}_n$ の分散は 0 に収束しました。今度は、分散を一定に保つような変換を考えます。$\widehat{p}_n$ の偏差 $\widehat{p}_n - E(\widehat{p}_n) = \widehat{p}_n - p$ を $\widehat{p}_n$ の分散の平方根（$\widehat{p}_n$ の**標準偏差**といいます）$\sqrt{V(\widehat{p}_n)} = \sqrt{\dfrac{p(1-p)}{n}}$ で割ってみます。それを Z_n とおくと

$$Z_n = \frac{\widehat{p}_n - E(\widehat{p}_n)}{\sqrt{V(\widehat{p}_n)}} = \frac{\widehat{p}_n - p}{\sqrt{\dfrac{p(1-p)}{n}}} \qquad (2.1.13)$$

です。この Z_n は $\widehat{p}_n$ の**標準化**または z **変換**と呼ばれ、(2.1.9) により、常に

$$E(Z_n) = 0, \qquad V(Z_n) = 1 \qquad (2.1.14)$$

が成り立つことがわかります。これは、X_n の標準化とも一致します。実際、(2.1.13) の最後の分子と分母をそれぞれ n 倍すれば、分子は $n(\widehat{p}_n - p) = X_n - np = X_n - E(X_n)$（$X_n$ の偏差）となり、分母は $n\sqrt{\dfrac{p(1-p)}{n}} = \sqrt{np(1-p)} = \sqrt{V(X_n)}$（$X_n$ の標準偏差）となるからです。この Z_n の確率分布が n を大きくしたときにどうなるのか。大数の法則のときと違って分散が一定の値を維持していますから、グラフは図 2.5 のようにつぶれては行かない。実は、図 2.3 や図 2.4 からも想像できるような一つのなめらかな山状の曲線で表される確率分布にいくらでも近づくことが知られています。確率論では中心極限定理として証明されていることです。

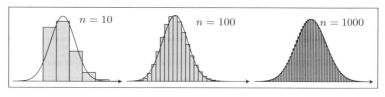

図 2.6　中心極限定理

図 2.6 のなめらかな曲線は三つとも同じ関数 $f(x) = \dfrac{1}{\sqrt{2\pi}} e^{-\frac{x^2}{2}}$ のグラフであって、この曲線と x 軸の間の図形の面積はちょうど 1 に等しい

ことが知られています。このなめらかな曲線が**標準正規分布**の密度関数と呼ばれるもののグラフです。

ここで、一般の正規分布について見ておきましょう。一般には $N(\mu, \sigma^2)$ $(-\infty < \mu < \infty, \sigma > 0)$ と表され、標準正規分布というのは、$\mu = 0$、$\sigma = 1$ の特別な場合 $N(0,1)$ を指します。確率変数 X がこの正規分布 $N(\mu, \sigma^2)$ に従うということを $X \sim N(\mu, \sigma^2)$ と表しますが、これは、

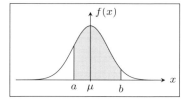

$$P(a \leqq X \leqq b) = \int_a^b f(x)\,dx,$$
$$f(x) = \frac{1}{\sigma\sqrt{2\pi}}e^{-\frac{(x-\mu)^2}{2\sigma^2}} \quad (2.1.15)$$

図 2.7 正規分布 $N(\mu, \sigma^2)$

すなわち、$a \leqq X \leqq b$ となる確率が、曲線 $y = f(x)$ と x 軸の間で $a \leqq x \leqq b$ の範囲にある部分の面積で与えられています(図 2.7 を参照)。このようななめらかな曲線を用いて表される確率分布と、「くじ引き」の例で考えてきた X_n の確率分布とを比べるために、図 2.6 では柱状グラフの方も全面積が 1 となるように縦軸方向に縮尺を調整しています。柱状グラフの形が n の増大に従って全体としてなめらかな曲線で囲まれている部分にだんだん沿うようになって行くことが中心極限定理の内容です。数式で表せば次のようになります。

$$P(a \leqq Z_n \leqq b) \xrightarrow[(n \to \infty)]{} \int_a^b \frac{1}{\sqrt{2\pi}} e^{-\frac{x^2}{2}}\,dx \quad (2.1.16)$$
$$(-\infty < a \leqq b < \infty)$$

ここの積分の値は $Z \sim N(0,1)$ に対する確率 $P(a \leqq Z \leqq b)$ を意味しています。数学の定理というのはこのように極限を考えることによってきれいな形になるのですが、後で見る統計的分析などの応用で重要なのは、例えば、図 2.6 でもおよそわかるように、$n = 100$ のときでもかなり近似が良いということです。

ここで、正規分布の重要な特徴について説明します。まず、$X \sim$

$N(\mu, \sigma^2)$ のとき、$E(X) = \mu$、$V(X) = \sigma^2$ となり、σ は X の標準偏差になります。正規分布の間では

$$X \sim N(\mu, \sigma^2) \underset{(X = \sigma Z + \mu)}{\overset{(Z = \frac{X-\mu}{\sigma})}{\rightleftarrows}} Z \sim N(0,1) \quad (2.1.17)$$

のように、かっこ内の変数変換によって、$N(\mu, \sigma^2)$ と $N(0,1)$ は相互に移り合うことができます(平均と分散の対応は (2.1.9) により確かめられます)。従って、標準正規分布について詳しく調べておけば、一般の正規分布についてもこの変換を通じて知ることができます。

そこで、確率 α ($0 < \alpha < 1$) に対して標準正規分布 $N(0,1)$ の**上側 α 点**という概念が考えられています。それは、図 2.8 に示すように、$z(\alpha)$ と表される数値であり、$Z \sim N(0,1)$ に対して $P(z(\alpha) \leqq Z) = \alpha$ が成り立つもののことです。これを使えば標準正規分布の対称性から $P(Z \leqq -z(\alpha)) = \alpha$ や $P(-z(\frac{\alpha}{2}) \leqq Z \leqq z(\frac{\alpha}{2})) = 1 - \alpha$ が成り立つこともわかります。表 2.2 には、よく使われる値を含めて、実際の数値をいくつか示しておきます。

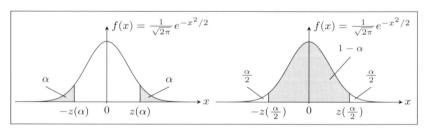

図 2.8　標準正規分布 $N(0,1)$ の上側 α 点 $z(\alpha)$

表 2.2　標準正規分布の上側 α 点

α	0.0005	0.001	0.002	0.003	0.004	0.005	0.01	0.015	0.025	0.03	0.05
$z(\alpha)$	3.291	3.090	2.878	2.748	2.652	2.576	2.326	2.170	1.960	1.881	1.645

2.1.4 母比率の区間推定（復元抽出モデル）

ここでは、確率 p は未知数とします。$X_n \sim \mathrm{Bin}(n, p)$ のとき、十分大きい n に対して、$\widehat{p}_n = \dfrac{X_n}{n}$ とおき、その標準化を Z_n とするとき、上で述べた中心極限定理により $P(-z_0 \leqq Z_n \leqq z_0) \doteqdot 1 - \alpha$ $\left(z_0 = z(\frac{\alpha}{2})\right)$ が成り立つことがわかりました。すなわち、$1 - \alpha$ に近い確率で、次の不等式が成り立ちます。

$$\left| \frac{\widehat{p}_n - p}{\sqrt{\dfrac{p(1-p)}{n}}} \right| \leqq z_0 \tag{2.1.18}$$

ここで、この不等式を満たすような未知数 p の範囲を求めれば、すなわち、この不等式を解けば、それが信頼率 $1 - \alpha$ の信頼区間になります（文献 6、7 などを参照）。結果は以下の通りです。

$$p^- \leqq p \leqq p^+ \quad (\text{この区間を } [p^-, p^+] \text{ とも表します}) \tag{2.1.19}$$

ただし、

$$p^{\pm} = \frac{\widehat{p}_n + \dfrac{z_0^2}{2n} \pm z_0 \sqrt{\dfrac{\widehat{p}_n(1 - \widehat{p}_n)}{n} + \dfrac{z_0^2}{4n^2}}}{1 + \dfrac{z_0^2}{n}} \tag{2.1.20}$$

$$\left(z_0 = z\left(\frac{\alpha}{2}\right)\right)$$

(2.1.19) が **信頼率 $1 - \alpha$ の信頼区間** です。(2.1.20) で与えられるその端点 $p^{\pm}$ を **信頼限界** と言います。常に $p^- \leqq \widehat{p}_n \leqq p^+$ が成り立つことも確かめることができます。

不等式 (2.1.18) **の解法**：この不等式を p について解くことは、高校 1 年生のレベルだと思いますので、ここで導いておきます。

$$
\begin{aligned}
(2.1.18) &\iff |\widehat{p}_n - p| \leqq z_0 \sqrt{\frac{p(1-p)}{n}} \\
&\iff (\widehat{p}_n - p)^2 \leqq z_0^2 \frac{p(1-p)}{n} \\
&\iff \widehat{p}_n^2 - 2\widehat{p}_n p + p^2 \leqq \frac{z_0^2}{n}(p - p^2) \\
&\iff \left(1 + \frac{z_0^2}{n}\right)p^2 - 2\left(\widehat{p}_n + \frac{z_0^2}{2n}\right)p + \widehat{p}_n^2 \leqq 0
\end{aligned}
$$

最後の式は p の 2 次不等式 $Ap^2 - 2Bp + C \leqq 0$ と表され、その解は、2 次方程式 $Ap^2 - 2Bp + C = 0$ の解 $p^{\pm} = \dfrac{B \pm \sqrt{B^2 - AC}}{A}$ を用いて、$p^- \leqq p \leqq p^+$ で与えられます。実際、$A = 1 + \dfrac{z_0^2}{n} > 0$、$B = \widehat{p}_n + \dfrac{z_0^2}{2n}$、$C = \widehat{p}_n^2$ だから

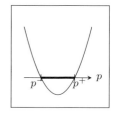

図 2.9 信頼区間

$$
\begin{aligned}
B^2 - AC &= \left(\widehat{p}_n + \frac{z_0^2}{2n}\right)^2 - \left(1 + \frac{z_0^2}{n}\right)\widehat{p}_n^2 \\
&= \widehat{p}_n^2 + \frac{z_0^2}{n}\widehat{p}_n + \frac{z_0^4}{4n^2} - \widehat{p}_n^2 - \frac{z_0^2}{n}\widehat{p}_n^2 \\
&= z_0^2 \left(\frac{\widehat{p}_n(1-\widehat{p}_n)}{n} + \frac{z_0^2}{4n^2}\right) > 0 \qquad \text{より}
\end{aligned}
$$

(2.1.19) と (2.1.20) が得られます。 □

多くの統計学の教科書等には、(2.1.20) の簡易版と言える

$$
p^{\pm} = \widehat{p}_n \pm z_0 \sqrt{\frac{\widehat{p}_n(1-\widehat{p}_n)}{n}} \qquad \left(z_0 = z\left(\frac{\alpha}{2}\right)\right) \tag{2.1.21}
$$

が載っています。n が大きければ、(2.1.20) の近似式になっていますので、電卓等で試算をする場合は手軽で使い良いですが、コンピュータを使って計算できる環境では、この簡易版で余分の誤差を持ち込む必要はありません。

2.2 県民健康調査のデータの分析

ここでは、今回の県民調査で実際に用いた分析の手法を順に解説します。最初の三つの項で、先行検査と本格検査それぞれの各段階で用いた

2.2. 県民健康調査のデータの分析

区間推定の手法を説明しますが、前節の 2.1.4 で示した標準的な比率に関する区間推定の方法を基礎として、それからの違いに焦点を当てて、補正する形の説明になっています。これらの知識をお持ちの方も、必要に応じて前節の 2.1.4 を参照してください。2.2.4 以降は、先行検査と本格検査それぞれの全体としての推定結果を 3 段階の区間推定結果から総合して導く方法、および、先行検査と本格検査それぞれの観察対象期間における発生率算出の方法等を解説し、最後に先行検査と本格検査の結果の比較を行います。

2.2.1 超幾何分布（有限母集団からの非復元抽出モデル）

今回の県民調査の各段階で用いた区間推定では、母集団（検査対象者）に対して標本の割合が大きいことから、有限母集団からの非復元抽出モデルを適用するのが適当です。陽性者が全対象者 N 人中で K 人いると仮定し、無作為で非復元抽出した標本とみなした受診者（実際は検査結果確定者）n 人中の陽性者を X_n 人とすれば、X_n は**超幾何分布** $\mathrm{HG}(n, K, N)$ に従うことがわかります。

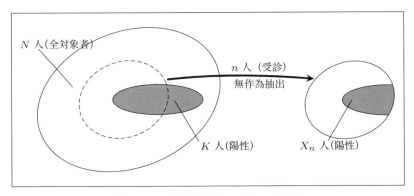

図 2.10　超幾何分布 $\mathrm{HG}(n, K, N)$

X_n が超幾何分布 $\mathrm{HG}(n, K, N)$ に従う、すなわち、$X_n \sim \mathrm{HG}(n, K, N)$

とは、

$$P(X_n = x) = \frac{{}_K C_x \cdot {}_{N-K} C_{n-x}}{{}_N C_n} \quad (2.2.1)$$
$$(0 \leqq x \leqq K \ \text{かつ} \ 0 \leqq n-x \leqq N-K)$$

を意味します。対象者 N 人からのあらゆる n 人の選び方は (2.2.1) の分母にある ${}_N C_n$ 通りだけあります。図 2.10 で無作為抽出とあるのは、それらの選び方が等確率で起こるということを意味します。また、(2.2.1) の分子はそのうちで $X_n = x$ となる場合を数え上げたものです。

今述べた ${}_N C_n$ 通りが等確率で起こると見なす点が、今回の県民調査に対する統計的分析の根幹をなす数学的仮定です。ここは、各段階の検査対象者の受診行動に関わる部分であり、特に、医師の所見等に基づいた受診あるいは非受診誘導が仮に行われたとすれば、この仮定を見直す必要があるかもしれません。しかし、そのような調査の趣旨そのものが問い直されるようなことが組織的に行われたとは考えにくく、受診行動は検査対象者それぞれの個別の事情や判断で行われたと考えれば、今回の公表データに対する分析手法として、まず試してみるべき方法であると判断しこのモデルを採用しました。

超幾何分布の平均と分散は次のようになることが知られています（文献 6 および章末の補足を参照）。すなわち、$X_n \sim \mathrm{HG}(n, K, N)$ のとき、

$$E(X_n) = np, \quad V(X_n) = \frac{N-n}{N-1} np(1-p) \quad \left(p = \frac{K}{N}\right) \quad (2.2.2)$$

ここで、$\frac{N-n}{N-1}$ は**有限母集団修正**と呼ばれ、分散が二項分布の分散 ((2.1.11) を参照) にちょうどこれを掛けたものになっています。期待値は二項分布と同じですから、以下の計算ではこれらに注意しながら、二項分布での計算結果を利用します。

2.2.2　有限母集団モデルに対する中心極限定理

$X_n \sim \mathrm{HG}(n, K, N)$ のとき、標本比率 $\widehat{p}_n = \dfrac{X_n}{n}$ を考えると、

$$E(\widehat{p}_n) = p, \quad V(\widehat{p}_n) = \frac{N-n}{N-1}\frac{p(1-p)}{n}, \quad \text{ただし、} p = \frac{K}{N}$$

がわかります。このとき、$\widehat{p}_n$ の標準化 Z_n（X_n の標準化でもある）は、

$$Z_n = \frac{\widehat{p}_n - E(\widehat{p}_n)}{\sqrt{V(\widehat{p}_n)}} = \frac{\widehat{p}_n - p}{\sqrt{\dfrac{N-n}{N-1}\dfrac{p(1-p)}{n}}} \qquad (2.2.3)$$

となります。これに対する中心極限定理は、$n \to \infty$ かつ $N - n \to \infty$ かつ $p = \dfrac{K}{N}$ が一定の値に近づくように $K \to \infty$ とするとき、

$$P(a \leqq Z_n \leqq b) \to \int_a^b \frac{1}{\sqrt{2\pi}} e^{-\frac{x^2}{2}} \, dx \qquad (-\infty < a \leqq b < \infty) \quad (2.2.4)$$

が成り立つという形になります（文献 8 参照：復元抽出のときと異なるのは、非復元抽出では n が N を超えることはできないため、極限は N も K も共に大きくしていく必要があることです）。

例として、本格検査の細胞検査のときの検査対象者数 $N = 470$、受診者数 $n = 87$ の場合を取り上げてみましょう（p.34 の表 2.4 を参照）。いま、仮に検査対象者中の陽性者数を $K = 96$ として、受診者中の陽性者数 X_n について見てみます。すると、上で述べた中心極限定理 (2.2.4) により、その標本比率 $\widehat{p}_n$ の標準化 Z_n が標準正規分布に近似的に従うことがわかります。Z_n は X_n の標準化でもあるので、$X_n = \sqrt{V(X_n)}Z_n + E(X_n)$ の分布 $\mathrm{HG}(n, K, N)$ が、$Z \sim \mathrm{N}(0, 1)$ のときの $\sqrt{V(X_n)}Z + E(X_n)$ の分布である $\mathrm{N}(E(X_n), V(X_n))$ に近似的に従うので、$\mathrm{HG}(n, K, N)$ と $\mathrm{N}(E(X_n), V(X_n))$ を比べていることになります。いまの例では $\mathrm{HG}(87, 96, 470)$ と $\mathrm{N}(17.77, 11.55)$ を比べています。受診者（標本）数が $n = 87$ というのは、今回のすべての検査中でもっとも少ない場合ですが、それでも比較的良好な近似が得られていると言えます（図 2.11 を参照）。

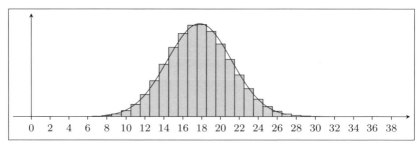

図 2.11 超幾何分布と正規分布

2.2.3 区間推定（非復元抽出モデル）

まず、$p = \dfrac{K}{N}$（陽性率）とおきます。K が未知数ですから p も未知数です。$X_n \sim \mathrm{HG}(n, K, N)$ のとき、$\widehat{p}_n = \dfrac{X_n}{n}$ とおき、その標準化を Z_n とします。n と $N - n$ が十分大きければ、上で述べた中心極限定理により、$P(-z_0 \leqq Z_n \leqq z_0) \fallingdotseq 1 - \alpha \ \left(z_0 = z\!\left(\dfrac{\alpha}{2}\right) \right)$ が成り立つことがわかりました。すなわち、$1 - \alpha$ に近い確率で、次の不等式が成り立ちます。

$$\left| \frac{\widehat{p}_n - p}{\sqrt{\dfrac{N-n}{N-1} \dfrac{p(1-p)}{n}}} \right| \leqq z_0 \tag{2.2.5}$$

これを満たすような未知数 p の範囲、すなわち不等式 (2.2.5) の解が、信頼率 $1 - \alpha$ の信頼区間です。ここで、上の不等式 (2.2.5) を変形して

$$\left| \frac{\widehat{p}_n - p}{\sqrt{\dfrac{p(1-p)}{n}}} \right| \leqq z_1 \qquad \left(z_1 = z_0 \sqrt{\dfrac{N-n}{N-1}} \right) \tag{2.2.6}$$

と書き直せば、(2.1.18) の z_0 を z_1 で置き換えた不等式が成立するので、その後は、2.1.4 で示した "(2.1.18) の解法" により p に対する信頼率 $1 - \alpha$ の信頼区間が得られます。

2.2. 県民健康調査のデータの分析

$$p^- \leqq p \leqq p^+ \quad (\text{この区間を } [p^-, p^+] \text{ とも表します}) \tag{2.2.7}$$

ただし、

$$p^\pm = \frac{\widehat{p}_n + \frac{z_1^2}{2n} \pm z_1 \sqrt{\frac{\widehat{p}_n(1-\widehat{p}_n)}{n} + \frac{z_1^2}{4n^2}}}{1 + \frac{z_1^2}{n}} \tag{2.2.8}$$

$$\left(z_1 = z\left(\frac{\alpha}{2}\right) \sqrt{\frac{N-n}{N-1}} \right)$$

実際、新たな信頼限界の公式 (2.2.8) は、(2.1.20) の z_0 をすべて z_1 に置き換えることで得られます。また、(2.2.8) にも (2.1.20) と同様の簡易版がありますが、分析には (2.2.8) を用います。

なお、信頼率 $1-\alpha$ の信頼区間 (2.2.7) に対して、半区間 $p^- \leqq p$ または $p \leqq p^+$ を p に対する**片側信頼区間**といい、これらの信頼率は共に $1 - \frac{\alpha}{2}$ になります（文献 7 を参照）。

ここまで解説してきた非復元抽出は、世論調査等のアンケート調査等でも広く行われていますが、母集団の総数 N に対する抽出数 n の比率が小さい場合には、上の有限母集団修正 $\frac{N-n}{N-1}$ がほとんど 1 に等しいため実用上は復元抽出とみなしても結果にほとんど影響のないことがわかります。従って、それらの分析には前章の手法が適用される場合が多いと思われます。

2.2.4　各段階での区間推定結果とそれらの総合

今回の県民調査の 25 市町村分の先行検査と本格検査のそれぞれについて公表されている各段階での基本データは以下の通りです（文献 2 と文献 3 および p.5 の表 1.1 と表 1.2 を参照）。

表 2.3　25 市町村の先行検査のデータ

先行検査	一次検査	二次検査	細胞検査
検査対象者数 N	20 万 8897	1209	743
受診者数	18 万 1148	1119	355
結果確定者数 n	18 万 1148	1099	355
陽性者数 x	1209	743	71
実質受診率 $\frac{n}{N}$	86.716%	90.902%	47.779%
各段階の発見率 $\frac{x}{n}$	0.66741%	67.607%	20.000%

表 2.4　25 市町村の本格検査のデータ

本格検査	一次検査	二次検査	細胞検査
検査対象者数 N	21 万 6779	1173	470
受診者数	14 万 9065	752	87
結果確定者数 n	14 万 7820	659	87
陽性者数 x	1173	470	25
実質受診率 $\frac{n}{N}$	68.189%	56.181%	18.511%
各段階の発見率 $\frac{x}{n}$	0.79353%	71.320%	28.736%

　ここで、発見率というのが、各段階における標本比率に当たる数値であり、各段階の陽性者の発見率（陽性率）の推定値の役割をもつ比率です。

　先行検査と本格検査共に 3 つの段階のこの比率を掛け合わせて全体としての陽性発見率の推定値を算出します。さらに、その比率を先行検査と本格検査それぞれの検査対象者数に掛ければ、全対象者中の患者数の推定値が得られ、10 万人に掛ければ 10 万人当りの患者数の推定値が得られます。これらの推定値は単純に受診者中の患者数の比率を全体に適用したものです（p.5 の表 1.1 と表 1.2 を参照）。

2.2. 県民健康調査のデータの分析

表 2.5 先行検査と本格検査それぞれに対する推定値

検査段階	先行検査 ($j=1$)	本格検査 ($j=2$)
発見率（各段階発見率の積）	0.0902%	0.1626%
10万人当りの患者数 k_j	90.2	162.6
全対象者中の患者数 K_j	188.5	352.5

これらに対して、前項の区間推定の手法を適用した結果を以下に示します。ここで、先行検査と本格検査それぞれについて、一次検査と二次検査に対しては信頼率を99% ($\alpha = 1\%$)、細胞検査に対しては97% ($\alpha = 3\%$) に設定し、得られた3段階の区間推定の結果を次のように総合して全体としての区間推定結果を得ました。すなわち、各段階の信頼限界を順に $p_1^\pm$、$p_2^\pm$、$p_3^\pm$ とするとき、全体の信頼限界 $p^\pm$ を

$$p^+ = p_1^+ p_2^+ p_3^+, \qquad p^- = p_1^- p_2^- p_3^- \qquad (2.2.9)$$

で定めました。これは、各段階での真の陽性率 p_i ($i = 1, 2, 3$) の積が全体の真の陽性率 p になることに基づいています。従って、仮にその全体としての信頼区間が真の陽性率 p を含まない、すなわち $[p^-, p^+] \not\ni p$ とすれば、少なくとも3つの段階のいずれかで $[p_i^-, p_i^+] \not\ni p_i$ が起こることになります。従って（以下で ∪ は「または」を表します）、

$$\begin{aligned}
&P\big([p^-, p^+] \not\ni p\big) \\
&\leqq P\Big(\{[p_1^-, p_1^+] \not\ni p_1\} \cup \{[p_2^-, p_2^+] \not\ni p_2\} \cup \{[p_3^-, p_3^+] \not\ni p_3\}\Big) \\
&\leqq P\big([p_1^-, p_1^+] \not\ni p_1\big) + P\big([p_2^-, p_2^+] \not\ni p_2\big) + P\big([p_3^-, p_3^+] \not\ni p_3\big) \\
&= 0.01 + 0.01 + 0.03 = 0.05
\end{aligned}$$

より、全体としての信頼区間 $p^- \leqq p \leqq p^+$ の信頼率は、少なくとも95%が確保されます。以下の表では、このことを保証信頼率が95%と表現していますが、後では、単に信頼率が95%と扱うことになります。

結果を表 2.6 と表 2.7 に示します。また、図 2.12 に 10 万人当りの患者数（人）の推定値と 95%信頼区間を示しました。

表 2.6　先行検査の発見率に対する 3 段階区間推定の結果

先行検査	一次検査 ($i=1$)	二次検査 ($i=2$)	細胞検査 ($i=3$)
信頼率 $1-\alpha$	99.0%	99.0%	97.0%
各段階の信頼区間上端 p_i^+	0.00686	0.68694	0.23533
各段階の信頼区間下端 p_i^-	0.00650	0.66500	0.16880
先行検査全体のがん患者に対する区間推定			
推定対象	発見率	10 万人当 患者数 k_1	全患者数 K_1
信頼区間上端 $p^+ = p_1^+ p_2^+ p_3^+$	0.1108%	110.8	231.5
信頼区間下端 $p^- = p_1^- p_2^- p_3^-$	0.0729%	72.9	152.3
信頼区間の保証信頼率	95.0%		

表 2.7　本格検査の発見率に対する 3 段階区間推定の結果

先行検査	一次検査 ($i=1$)	二次検査 ($i=2$)	細胞検査 ($i=3$)
信頼率 $1-\alpha$	99.0%	99.0%	97.0%
各段階の信頼区間上端 p_i^+	0.00828	0.74227	0.38990
各段階の信頼区間下端 p_i^-	0.00761	0.68226	0.20282
本格検査全体のがん患者に対する区間推定			
推定対象	発見率	10 万人当 患者数 k_2	全患者数 K_2
信頼区間上端 $p^+ = p_1^+ p_2^+ p_3^+$	0.2396%	239.6	519.3
信頼区間下端 $p^- = p_1^- p_2^- p_3^-$	0.1053%	105.3	228.2
信頼区間の保証信頼率	95.0%		

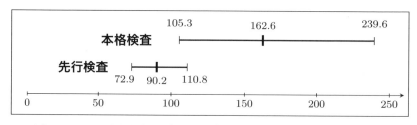

図 2.12　10 万人当りの患者数（人）の推定値と 95%信頼区間

2.2.5　先行検査と本格検査における患者発生率の比較

次に、先行検査と本格検査それぞれの10万人・1年間当り（10万人年당りとも言います）の新たな患者の平均的発生数を**発生率**と呼び、これらを求めて比較します（1.3.3を参照してください）。

ここで、**発生**というのは、後の検査で発見される病状（がん）の原因の発生を意味し、先行検査では、対象者の誕生から2011年4月1日までを観察期間とし、本格検査では、2011年4月2日からの3年間を観察期間としています。発生率の計算のためには、先行検査と本格検査それぞれについて、対象者1人当りの平均観察期間の算出が必要で、先行検査の対象者（2011年4月1日時点で19歳未満）1人当りの平均観察年数は、年齢分布を一様であると仮定して9.5年となります。本格検査の対象者1人当りの平均観察年数は、新たに調査対象に加わった2012年4月1日時点での0歳人口の観察期間のみが2〜3年の範囲であり、それ以外はすべて3年ですから、やはり年齢分布を一様であると仮定して2.975年となります。すなわち、次のように算出しました。

$$\text{先行検査}: \frac{19}{2} = 9.5 \, (\text{年})$$
$$\text{本格検査}: \frac{3 \times 19 + 2.5}{20} = \frac{59.5}{20} = 2.975 \, (\text{年}) \tag{2.2.10}$$

先行検査と本格検査それぞれについて、10万人当りの推定患者数を(2.2.10)で求めた1人当りの平均観察期間で割れば発生率を求めることができます。これを図示します（図2.13参照）。

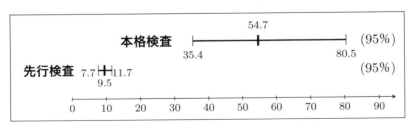

図 2.13　発生率の推定値と95%信頼区間

ところで、これらの信頼区間の信頼率はそれぞれ 95% です。これらから、先行検査と本格検査における発生率の比較を行うことは、これらの区間が同時に正しい場合に可能です。その場合の全体の保証信頼率は 90% になります。しかし、ここで、共に片側信頼区間を考えれば共に信頼率が 97.5% となりますから、95% 以上の確率でこれらが同時に正しいことがわかり、先行検査と本格検査における発生率の比較が保証信頼率 95% でできます（図 2.14 を参照）。

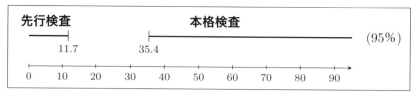

図 2.14　発生率に対する片側信頼区間の比較

以上の推定結果から、95% 以上の確率で先行検査の発生率が 11.7 以下であり、本格検査の発生率が 35.4 以上であることがわかりました。

2.3　今後の課題

今回行った県民健康調査の 25 市町村分に対する分析結果では、原発事故の影響がかなり強く現れていることが示されました。今後、福島県の調査関係者自身の手により、どの程度の影響が出ているのかについて、今回は踏み込まなかった、地域別、年齢別、性別等の影響の違い等も含めて、より詳細な分析結果を示すべきであると考えます。また先行検査が事故以前の影響を調べるという県民健康調査の立場を踏襲して分析をしましたが、先行検査自体が全体として 3 年以上かかっていますから、今回対象にしなかった残りの 34 市町村分も含めて、そこにも原発事故の影響がないのかどうかについて、県外のデータ等とも比べながら慎重に検討すべきだと思います。仮に、先行検査結果にも事故の影響が反映

2.3. 今後の課題

しているとすれば、本格検査結果への事故の影響の程度が、今回の分析結果が示すより大きい可能性があります。

第20回福島県県民健康調査検討委員会の「中間とりまとめ（案）」で、「『今後、仮に被ばくの影響で甲状腺がんが発生するとして、どういうデータ（分析）によって、どの程度の大きさの影響を確認できるのか、その点の＜考え方＞を現時点で予め示しておくべきである』との部会の提起を、どう受け止め、どのように扱うべきか」と述べられています。

元々この健康調査は、福島県民の健康を守ることを第一の目的にしながらも、原発事故の影響の有無の判断のためにも行われたはずです。このような「問いかけ」が今の時点で出されたことには不自然な感じを受けました。

統計調査という観点から見ても、いずれの結果が出た場合でも、データに対する扱い方や考え方は予め想定しておくというのが、基本的な考え方だと思います。そもそもどのようなデータを集めるのかも含むデータの集め方にも関係するからです。

補足

今回の分析で用いた超幾何分布の平均と分散の計算法は標準的教科書に載っていないことがあります。以下補足しておきます。まず、二項係数について。

二項分布 $\mathrm{Bin}(n,p)$ に現れる二項係数 ${}_nC_k$ を以下では $\binom{n}{k}$ と表すことにします。これは、次で与えられることが知られています。まず、$\binom{n}{0}=1$ であり、

$$\binom{n}{k} = \frac{n(n-1)(n-2)\cdots(n-k+2)(n-k+1)}{k(k-1)(k-2)\cdots 2 \cdot 1} \quad (2.3.1)$$
$$(k=1,2,\cdots,n)$$

です。また、便宜上、$k = 0, 1, 2, \cdots, n$ のとき以外は $\binom{n}{k} = 0$ と約束します。さらに、次の関係式は後で使いますから、注意してください。

$$\binom{n}{k} = \frac{n}{k}\binom{n-1}{k-1} \qquad (k = 1, 2, 3, \cdots)$$
$$\binom{n}{k} = \frac{n(n-1)}{k(k-1)}\binom{n-2}{k-2} \qquad (k = 2, 3, 4, \cdots) \tag{2.3.2}$$

二項分布 $\mathrm{Bin}(n, p)$ の平均が np であり、分散が $np(1-p)$ となることも、この関係式を用いて示すことができますが、別の方法も知られていて、高校の教科書等にも載っているので省略します。

次に、超幾何分布の平均と分散の計算について説明します。ここで、$X_n \sim \mathrm{HG}(n, K, N)$ とします。このとき、

$$P(X_n = k) = \frac{\binom{K}{k}\binom{N-K}{n-k}}{\binom{N}{n}}$$

$$(0 \leqq k \leqq K \quad \text{かつ} \quad 0 \leqq n - k \leqq N - K)$$

でした (式 (2.2.1) を参照)。この k の範囲は $0 \leqq k$ かつ $0 \leqq n-k$ の部分、すなわち $0 \leqq k \leqq n$ のみを考えても差し支えありません (残りの制限を越えた範囲では確率が 0 です)。先に注意した二項係数に対する関係 (2.3.2) を用いて、平均と分散が求められます。なお、分散の計算には $E(X_n^2) = E(X_n(X_n - 1)) + E(X_n)$ と分散公式 $V(X_n) = E(X_n^2) - E(X_n)^2$ を順に用います。また、以下では、$p = \frac{K}{N}$ とおきます。

$$\begin{aligned}
E(X_n) &= \sum_{k=0}^{n} k \frac{\binom{K}{k}\binom{N-K}{n-k}}{\binom{N}{n}} = \sum_{k=1}^{n} k \frac{\frac{K}{k}\binom{K-1}{k-1}\binom{(N-1)-(K-1)}{(n-1)-(k-1)}}{\frac{N}{n}\binom{N-1}{n-1}} \\
&= \frac{Kn}{N} \sum_{k=1}^{n} \frac{\binom{K-1}{k-1}\binom{(N-1)-(K-1)}{(n-1)-(k-1)}}{\binom{N-1}{n-1}} \\
&= np \sum_{l=0}^{n-1} \frac{\binom{K-1}{l}\binom{(N-1)-(K-1)}{(n-1)-l}}{\binom{N-1}{n-1}} = np
\end{aligned}$$

(最後の和は $\mathrm{HG}(n-1, N-1, K-1)$ の全確率だから 1 に等しい。)

2.3. 今後の課題

$$
\begin{aligned}
E(X_n(X_n-1)) &= \sum_{k=0}^{n} k(k-1)\frac{\binom{K}{k}\binom{N-K}{n-k}}{\binom{N}{n}} \\
&= \sum_{k=2}^{n} k(k-1)\frac{\frac{K(K-1)}{k(k-1)}\binom{K-2}{k-2}\binom{(N-2)-(K-2)}{(n-2)-(k-2)}}{\frac{N(N-1)}{n(n-1)}\binom{N-2}{n-2}} \\
&= \frac{K(K-1)n(n-1)}{N(N-1)}\sum_{k=2}^{n}\frac{\binom{K-2}{k-2}\binom{(N-2)-(K-2)}{(n-2)-(k-2)}}{\binom{N-2}{n-2}} \\
&= n(n-1)\frac{K(K-1)}{N(N-1)}\sum_{l=0}^{n-2}\frac{\binom{K-2}{l}\binom{(N-2)-(K-2)}{(n-2)-l}}{\binom{N-2}{n-2}} \\
&= n(n-1)p\frac{pN-1}{N-1} = np\frac{(n-1)(pN-1)}{N-1}
\end{aligned}
$$

(最後の和は $\mathrm{HG}(n-2, N-2, K-2)$ の全確率だから 1 に等しい。)

$$
\begin{aligned}
E(X_n^2) &= np\frac{(n-1)(pN-1)}{N-1} + np \\
&= np\frac{npN - pN - (n-1) + N - 1}{N-1} \\
&= np\frac{npN - pN - n + N}{N-1}
\end{aligned}
$$

$$
\begin{aligned}
V(X_n) &= np\frac{npN - pN - n + N}{N-1} - (np)^2 \\
&= np\Big(\frac{npN - pN - n + N}{N-1} - np\Big) \\
&= np\frac{npN - pN - n + N - np(N-1)}{N-1} \\
&= np\frac{-pN - n + N + np}{N-1} \\
&= np\frac{N(1-p) - n(1-p)}{N-1} \\
&= \frac{N-n}{N-1}np(1-p)
\end{aligned}
$$

第3章 福島で起こっていること
—臨床医の立場から

尾崎　望

3.1 避難者健診の取り組み

　私の所属する京都民医連では2012年3月以降、京都に"自主"避難してきた方たちの健康診断を実施してきました。2014年以降は京都府保険医協会と「内部被ばくから子どもを守る会関西健診プロジェクト」にも協力していただいています。まず始めに、私たちが実施した健康診断の概要について説明します。

　私たちの実施した健診の受診者は、国が指定した避難区域以外の福島県内各地から京都近辺に避難してきた人たち、および東京や千葉など関東圏のいわゆるホットスポットと呼ばれる地域からの避難者からなります。

　福島原発事故当時の居住地も様々で、避難した時期も様々ということからわかるように対象者は均質な集団ではありません。放射能に被ばくしている可能性があるとしてもその量や期間は一定していません。したがって私たちの実施した健診結果をもって放射能と健康にかかわる何かの結論を出すことは難しいと考えています。

　しかし一方ではこれらの地域に住んでいた人たちの放射能被ばくを無視してもよいかというとそうは言いきれません。最近の報告では、少な

くとも 2 週間以上にわたって福島県全体および関東地方の比較的広い範囲で放射性ヨウ素 131 が検出されていたことがわかってきています（文献 9、10 を参照）。私たちはこの人たちは事故後初期の段階に一定量の放射性ヨウ素に曝露した可能性を持つ集団と考えています。

また健診を実施した時期の点でいうと、原発事故が起こって以後 1 年 5 ヵ月から 4 年間経過した時点で受診していて、福島県の県民健康調査でいうところの先行検査の期間にあたります。福島県の調査報告書によれば、この検査が意図しているのは放射能の影響を受ける以前の基礎状態を把握するとなっています。

しかし私たちは先行検査の結果は必ずしも放射能の影響なしとは言い切れないと考えています。それはすでにこの期間中においても甲状腺がんが増加してきているとする報告があるからです（文献 4、11 を参照）。今後さらに詳細な検討と見直しが進む中で事態が明らかになっていくのではないでしょうか。

改めて私たちが避難者の健康診断を行った目的について述べます。私たちは避難して来た人びと、特に子どもたちの今の健康状態を把握し、異常がなければ子どもたち自身とその家族の人たちに安心していただくこと、もしも異常が見つかった場合には必要に応じて専門機関にきちんとつなぐことによって不要な心配を取り除いてもらうこと、そして今後の健康管理の見通しを持ってもらうこと、これが目的でした。

もともと一人一人に対する支援が目的であって、一定数の受診者から得られるデータをまとめて何かの結論を引き出すことは意図していません。以下に示す健診結果をまとめたデータは、原発事故後早い段階で一定量のしかし無視できない量の放射性ヨウ素を浴びた子どもたちの甲状腺の状況について、こんなことが言えるのかもしれない、という程度のものとしてご理解いただきたいと思います。

3.2 健診結果の概要

以下に私たちの実施した健診の結果をまとめます。受診者 256 名についての報告です。受診者の年齢は、福島原発事故当時妊娠中でその後生まれた赤ちゃんを含んで、事故当時 19 歳未満の方です。なお表 3.1 は受診時の年齢で分類しています。また健診では血液・尿検査、診察、甲状腺エコーを施行し、血液検査に異常を示した子どもたちも見つかっていますが、本稿では甲状腺がんとのかかわりをテーマとしているので、エコーの結果に限って以下検討することにします。

結果の概要を表 3.1 に示します。

表 3.1 健診結果

	0～2歳		3～5歳		6～10歳		11～15歳		16～20歳		21歳以上		小計		計
	男	女	男	女	男	女	男	女	男	女	男	女	男	女	
A1	13	13	16	23	10	17	7	9	0	1	0	0	46	63	109(42.6%)
A2	4	5	12	12	24	30	22	18	3	9	1	1	66	75	141(55.1%)
B	0	0	2	0	0	1	2	1	0	0	0	0	4	2	6(2.3%)
C	0	0	0	0	0	0	0	0	0	0	0	0	0	0	0
計	17	18	30	35	34	48	31	28	3	10	1	1	116	140	256(100%)

ここでは年齢構成は 5 歳以下を二つに分けて 0 歳から 2 歳と 3 歳から 5 歳とに区分して示しています。福島県県民健康調査と同様の 4 区分でみれば 5 歳以下が最も多く 16 歳以上は少数でした。性比ではやや女子が多数でした。

エコー所見の判定は福島の健康調査で用いているものを基準としました。判定基準は以下の通りです。

  A 判定 A1 結節またはのう胞を認めなかったもの
        A2 5.0mm 以下の結節、または 20mm 以下ののう胞を認めたもの

3.2. 健診結果の概要

B 判定　5.1mm 以上の結節、または 20.1mm 以上ののう胞を認めたもの（なお、A2 判定であっても甲状腺の状態などから二次検査を必要とすると判断した場合は B 判定としている）

C 判定　甲状腺の状態などから判断して直ちに二次検査を要するもの

A1 判定が 109 名（受診者全体の 42.6%）、A2 判定が 141 名（同じく 55.1%）で、A2 判定の内訳としては 5mm 以下の結節はなくすべて 20mm 以下ののう胞でした。B 判定は 6 名（2.3%）で、いずれも 5.1mm 以上の結節で 20.1mm 以上ののう胞はありませんでした。

健診を開始した当初、A2 が約半数にみられた結果が判明したとき、私たちは、小児の甲状腺のう胞についての基準値がなかったため結果が表していることの意味が分からず、大変驚きました。何よりも結果を告げられた受診者と家族の不安は極めて大きなものでした。

一方、同じころに福島の県民健康調査の経時的な報告が出されてきており、その報告もまた A2 判定が 40% を占めていました。この結果が住民の不安を招いているという報道もなされ始めていました。この事態に直面して、国と福島県は小児の甲状腺エコー所見にかかわる基準を検討し、福島で起きていることが異常な事態ではないことを示す必要に迫られ、環境省が調査に乗り出しました。2012 年 11 月から 2013 年 3 月まで、原発事故による放射線曝露の影響がないとみなせる福島県以外の青森県弘前市、山梨県甲府市、長崎県長崎市の 3 つの地域で 3 歳〜18 歳までの総勢 4365 人の甲状腺エコーを実施しました（文献 12）。

その結果を表 3.2 に示します。

表 3.2　福島県以外の 3 市のエコー所見判定

判定結果	3〜5歳 男	3〜5歳 女	6〜10歳 男	6〜10歳 女	11〜15歳 男	11〜15歳 女	16〜18歳 男	16〜18歳 女	小計 男	小計 女
A1	67	66	284	283	448	339	157	209	956	897
A2	28	27	336	369	550	635	193	330	1107	1361
B	1	0	1	2	7	16	3	14	12	32
C	0	0	0	0	0	0	0	0	0	0
計	96	93	621	654	1005	990	353	553	2075	2290

判定結果	3〜5歳	6〜10歳	11〜15歳	16〜18歳	合計
A1	133(70.4%)	567(44.5%)	787(39.4%)	366(40.4%)	1853(42.5%)
A2	55(29.1%)	705(55.3%)	1185(59.4%)	523(57.7%)	2468(56.5%)
B	1(0.5%)	3(0.2%)	23(1.2%)	17(1.9%)	44(1.0%)
C	0	0	0	0	0
計	189(100%)	1275(100%)	1995(100%)	906(100%)	4365(100%)

　全体の合計でみるとエコー所見が正常であった A1 判定が 1853 人（42.5％）、A2 判定が 2468 人（56.5％）、B 判定が 44 人（1.0％）、C 判定は見られず、という結果が示されました。のちに B 判定 44 人中の 31 人が精密検査を受診し、1 人が甲状腺がんであることが判明しました。

　さらに年齢ごとにみた場合 A2 判定の割合は 3 歳から 5 歳では 29.1％でしたが 6 歳以上の年齢区分では 50％を越しています。

　B 判定についてみれば 3 歳から 5 歳が 0.5％であるのに対して 11 歳から 15 歳では 1.2％、16 歳から 18 歳では 1.9％と上昇しています。

　また A2 判定の内訳を表 3.3 に示しますが、5.0mm 以下の結節のある人が 28 人で A2 判定全体の 1.1％、20mm 以下ののう胞のある人は 98.9％となり大部分がのう胞でした。それに対して、B 判定はすべて 5.1mm 以上の結節が占めていました。

3.2. 健診結果の概要

表 3.3　福島県以外の 3 市のエコー検査（のう胞と結節）

		人数 (人)	計
結節	5.1mm 以上（B 判定）	44	72
	5.0mm 以下（A2 判定）	28	
のう胞	20.1mm 以上（B 判定）	0	2483
	20.0mm 以下（A2 判定）	2483	

結節、のう胞両方の所見を認める場合、それぞれの人数に計上

　この福島県以外の 3 市の調査データと照らし合わせて、私たちが行った健診の結果について検討してみました。まず A1 判定や A2 判定の比率は両者ともほとんど一致しました。

　対象者の年齢構成にもよりますが 18 歳以下の子どもたちを全体としてみたら約 50% 程度の子どもたちは A2 判定にあたると言っていいようです。そして A2 の大部分は 20mm 以下ののう胞が占めるということも共通です。私たちの実施した健診の場合も年齢区分ごとにエコー所見の判定結果をみると、図 3.1 に示すように男女とも年齢とともに A1 判定が減少し、反対に A2 判定の割合が増える傾向が読み取れます。

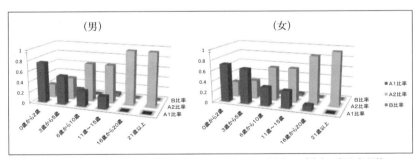

図 3.1　各年齢区分に占める A1、A2、B 判定の割合（男女別）

　また私たちのところで初回の健診の概ね 1 年から 3 年後に複数回健診を受診した方が 31 人いましたが、表 3.4 に示すようにそのうちの 8 人が A1 から A2 へ、1 人が B 判定へと所見の変化を認めています。

表 3.4 エコー検査結果判定の経年的変化

年齢性別	エコー所見	判定に変化を認めたケース
3歳男	A1 → B	○
3歳女	A1 → A2	○
3歳男	A1 → A2 → A2	○
3歳女	A1 → A1	
3歳女	A1 → A1	
6歳男	A1 → A2 → A2	○
6歳女	A1 → A1	
7歳女	A1 → A2	○
7歳男	A2 → A2	
7歳女	A2 → A2	
7歳男	A1 → A2	○
8歳女	A2 → A2	
9歳女	A2 → A2	
9歳女	A2 → A2	
11歳女	A1 → A1	
11歳男	A1 → A2	○
11歳男	A1 → A2	○
12歳男	A1 → A1	
12歳男	A1 → A1	
12歳女	A2 → A2	
12歳男	A2 → A2 → A2	
12歳男	A2 → A2	
12歳男	A2 → A2	
13歳男	A2 → A2	
14歳男	A2 → A2	
14歳男	A2 → A2	
14歳女	A2 → A2	
14歳女	A2 → A2	
15歳女	A1 → A1	
16歳女	A1 → A2	○
17歳女	A2 → A2	

（年齢は初回検診時）

したがってA2所見というのは年齢が上がるにつれて増えてくる単なる生理的な現象であるのかもしれません。この点についてはのちにもう少し詳しく触れることにします。なお私たちの健診受診者でB判定と

なった方たちは京都府内の県民健康調査担当機関である医療機関に紹介して精査を依頼しましたが、幸い今のところがんは見つかっていません。

以上をまとめると、私たちが健診を行った"自主"避難の子どもたちの甲状腺エコーの結果は福島県以外の3市の結果とほぼ一致していました。その点からは放射能の影響のない地域と同じ状態であってあまり心配しなくてもよいものかもしれません。

しかしこれからのことについては、今回 A1 や A2 の判定であった子どもたちがこれから B 判定になっていかないかどうか、また B 判定とされた子どもたちの中から甲状腺がんが発生しないかどうか、など様々な問題があります。やはり大切なことは丁寧に健診のフォローを継続していくことだと思います。

3.3 県民健康調査の結果からわかること

3.3.1 福島県県民健康調査の概要

2015 年 8 月 31 日に福島県の健康調査検討委員会に提出された資料は、2015 年 6 月 30 日現在の先行検査及び本格検査の結果を示しています（文献 2、3 参照）。

この資料はいくつかの重要な事実を教えてくれています。最も関心がもたれるのは甲状腺がんの発生についてです。この点に関して、第 1 章および第 2 章において、本格検査における甲状腺がんの発生率が先行検査のそれを大きく上回っており、福島原発事故による放射能の影響が明らかになったことが述べられています。

ここでは少し視点を変えて、県民健康調査結果の意味するところにつき、健診の意義や私たちの行った健診結果とも照らし合わせて検討を加えてみたいと思います。

あらためて福島の健康調査の概要について説明します。

先行検査は2011年10月9日から2014年3月31日まで行われました。（ただし未受診者の受診機会を確保するために2015年4月30日まで継続して行われています。）この検査の対象者は原発事故が起こった2011年3月11日の時点で0歳から18歳までの福島県内在住者全員です。

　先行検査の目的は、チェルノブイリの経験から判断して、まだ放射能の影響が出るはずがない時点での甲状腺の状態、いわば基礎的状態を把握するためとされています。

　続いて本格検査が2014年度と2015年度から地域を分けて開始され、現在も進行中です。対象者は2012年4月1日までに生まれたもの、すなわち事故の時点で妊娠中であった可能性のあるものまで含めて18歳までの福島県に居住していた人、全員です。

　本格検査の目的は、事故から3年以上が経過して甲状腺の状態を継続して確認するためとされています。言い換えれば基礎的状態を知るために実施したのが先行検査であったのに対して、本格検査は福島原発事故による放射能汚染によって甲状腺がんが子どもたちの間で増加しているか否かを判断するためのものです。

　検査方法は一次検査として甲状腺の超音波検査を実施し（第1段検査）、その結果はA1、A2、B、Cの判定により分類します。A1、A2判定となった子どもたちは2年ごとに行われる次回の検査を受診することになります。

　B、C判定の場合は二次検査に回ります。二次検査ではさらに詳細な甲状腺超音波検査、血液検査、尿検査を行い（第2段検査）、精査の結果A1、A2と判定されたものは2年ごとの次回検査に回りますが、そのほかの場合は、概ね6か月から1年ごとに経過観察、または必要に応じて細胞診を含めた精密検査に回ることになります（第3段検査）。このB判定（C判定は0）の子どもたちの中から甲状腺がんが見つかってきているわけです。

3.3.2 本格検査の結果の概要

ここでは必要に応じて先行検査結果について触れながら、本格検査の結果を中心に検討することにします。放射能の影響を受けた実態をより反映していると判断されるのは本格検査の方だと推測されるからです。

結果を表 3.5 に示します。

表 3.5 本格検査一次検査結果

対象者数	受診者数	判定が終わった受診者
37 万 8778	16 万 9455(44.7%)	15 万 3677

判定結果			
A1	A2	B	C
6 万 3884(41.6%)	8 万 8570(57.6%)	1223(0.8%)	0(0%)

2014 年 4 月 2 日から 2015 年 6 月 30 日までのトータルを示す

福島全県（59 市町村）の対象者（37 万 8778 人）中、本格検査の受診者総数 16 万 9455 人で、これは対象者の 44.7％に過ぎません。そのうち結果が判明した人が 15 万 3677 人で、そのうち A1 判定は 6 万 3884 人（41.6％）、A2 判定は 8 万 8570 人（57.6％）、B 判定は 1233 人（0.8％）、C 判定は 0 人となっています。

先行検査の結果についても比率だけ記しておきます（表 3.6 参照）。A1 判定 51.5％、A2 判定 47.8％、B 判定 0.8％、C 判定 0％（実数は 1 名）であり、各判定の比率をみると先行検査と比較して本格検査では A1 判定が減り A2 判定が増えています。

表 3.6 先行検査一次検査結果

対象者数	受診者数	判定者数
36 万 7685	30 万 0476(81.7%)	30 万 0476

判定結果			
A1	A2	B	C
15 万 4606(51.5%)	14 万 3576(47.8%)	2293(0.8%)	1(0.0%)

2011 年 10 月 9 日から 2015 年 4 月 30 日までのトータルを示す

続いて、二次検査の結果を表3.7に示します。

表3.7 本格検査二次検査結果

対象者数	受診者数	確定者数
1223	767(62.7%)	669

判定結果			
A1	A2	精密検査	その中の細胞診受診者
28(4.2%)	162(24.2%)	479(71.6%)	88(18.4%)

2014年6月から2015年6月30日までのトータルを示す

二次検査が必要となったB判定の1223人中、実際に二次検査を受診したものは767人でした。そのうち結果が判明したものが669人でした。この中で再度行った甲状腺エコー検査の結果、A1、A2判定とみなせるものが190人いました。この人たちを除いた479人がさらに6ヵ月から1年後に再検査を受ける対象者となります。

そのうち2015年6月30日の時点で88人が細胞診を終えました。二次検査が必要な子どもたちの中で受診者が62%に過ぎないということは重要な問題ですが、精査が必要とされた479人のうち細胞診を終えたものが88人とわずか18%ということはさらに重大です。

緊急度を考慮したためなのか、精査の担当者が細胞診の必要なしと判断したのか、細胞診が必要にもかかわらず受診していないのか、あるいは検査体制が追いついていないのか、その点が問題です。細胞診が必要であるにもかかわらず検査が未施行であるとすれば診断・対応が遅れてしまうからです。

3.3.3 「悪性ないし悪性の疑い」の判定について

6月30日までに細胞診を受けた88人のうちの25人が「悪性ないし悪性疑い」でした。そのうち6人が手術を受け、全員が甲状腺がん（乳頭癌）と報告されています。

3.3. 県民健康調査の結果からわかること

ここではまず B 判定の内容について考えてみます。先述のように B 判定の中から甲状腺がんが見つかっていますが、県民健康調査のエコー判定における B 判定というのは 5.1mm 以上の結節または 20.1mm 以上ののう胞を持つものでした。

結節でものう胞でもどちらの場合も一定以上の大きさであれば B 判定とされます。では実際に本格検査の一次検査において B 判定となった子どもたちの結果はどうだったのでしょうか。その結果を表 3.8 に示します。(表 3.5 と数値が異なりますが、県民健康調査の報告をそのまま掲載しました。)

表 3.8 本格検査一次検査におけるのう胞と結節の人数・割合

結果確定者数		15 万 3677
B 判定	5.1mm 以上の結節	1219(0.8%)
	20.1mm 以上ののう胞	2(0.0%)
A2 判定	5.0mm 以下の結節	948(0.6%)
	20.0mm 以下ののう胞	8 万 8964(57.9%)

B 判定の 1223 人中 20.1mm 以上ののう胞は 2 人だけで、残りの 1219 人は 5.1mm 以上の結節でした。先行検査においても全く同じ傾向です。B 判定とされた子どもたちの中から精密検査を受けて甲状腺がんが見つかっているので、結局のところ甲状腺がんの危険因子は結節であると言ってよさそうです。ちなみに 46 ページで触れたように、福島以外 3 市のエコー検査においても B 判定はすべて結節で、そこから 1 人の甲状腺がんが発見されました。

続いて一定の大きさに至らない結節やのう胞がある場合に分類される A2 判定について、その内訳を見ると、20mm 以下ののう胞のある人が 8 万 8964 人に対して 5mm 以下の結節のある人は 948 人でした。このように A2 判定の大多数はのう胞が占めていました。このことから言える

ことは A2 であること自体は危険因子ではなく、のう胞なのか結節なのかを区別することが大切であり、結節の場合には慎重な経過観察が必要であることということです。

次に、本格検査で「悪性ないし悪性疑い」となった 25 例が先行検査ではどう判定されていたのかについてみてみます。結果は、25 人中先行検査で A1 判定が 10 人、A2 判定が 13 人、B 判定が 2 人でした。つまり一巡目の検査でがんが見つからなくても原発事故後 3 年の間にがんが発症したという事実です。

前述のようにこれまでの検討から、のう胞ではなく結節が危険因子であると考えていますが、「悪性ないし悪性疑い」が判明した子どもたちで、先行検査で A2 や B と判定された場合に、それが結節だったのか、あるいはのう胞だったのか、などについての報告がありません。この情報は、のう胞が結節化して甲状腺がんになるという経路が存在するのか否かを知るために極めて重要です。

現場で健診を担当する臨床医の立場からみると、50%にも上る子どもたちが A2 の判定を受けている状況で、どの A2 が危険で慎重に経過を見る必要があるのか、反対にどの A2 は比較的安全なのか、判断の根拠を与えてくれる可能性があるからです。

それにしても、きちんとしたデータを得るためには、継続的に健診を行っていくことが極めて大切であると思います。

3.4 小児甲状腺がん

3.4.1 あらためて福島県県民健康調査からわかること

子どもの甲状腺がんとはそもそもどういう性質のものなのか、そしてどんな対応が必要なのか、福島県県民調査の結果を参考に、国際的な新しい到達点を踏まえて説明したいと思います。

3.4. 小児甲状腺がん

　県民健康調査の報告によると、これまでに先行検査対象者の中から113人の「悪性ないし悪性疑い」が見つかっています。そのうち99人が手術を受け、良性結節だった1人を除いて98人は甲状腺がんでした。病理組織形は乳頭がんが95人、低分化がんが3人と報告されています。

　さらに本格検査受診者の中からは25人の「悪性ないし悪性疑い」が見つかり、そのうちの6人が手術を終えましたが、全員が乳頭がんでした。

　治療を統括する立場にある福島県立医大附属病院甲状腺内分泌外科部長の鈴木眞一氏は、2015年3月31日までに外科手術を行い甲状腺がんが判明した96例についての検討結果を報告しています。

　それによると術前診断によって腫瘍の大きさが10mmを超すものが63例（66%）、10mm以下のものは33例（34%）、リンパ節転移が23例（24%）、肺への多発遠隔転移が2例でした。

　術式は甲状腺をすべて摘出（全摘）したものが6例、片方の甲状腺のみを摘出（片葉切除）したものが90例（94%）、リンパ節の郭清は全例に施行しています。

　手術の結果では軽度の甲状腺外浸潤が38例（39%）、リンパ節転移は72例（74%）に認められています。そして甲状腺外への浸潤もなく、リンパ節転移や遠隔転移も認めない初期のがんは8例（8%）だけでした。

　鈴木氏は、「小児甲状腺がんの場合、術前診断で大きなリンパ節転移や著明な甲状腺外浸潤、遠隔転移が認められる場合はハイリスクで予後不良なことが多く甲状腺全摘が勧められる。手術をして初めてリンパ節転移や軽度甲状腺外浸潤が認められた場合は生命予後とは関係しない。しかし切除しなかった場合でも予後が良いかは不明である。今後の議論が必要である」としています。そして「甲状腺を全摘してしまうとその後は甲状腺ホルモン製剤を飲み続ける必要があることを考慮すると、ハイリスク群は全摘術を、残りは片葉切除を選択する」としています。

　つまり「悪性ないし悪性疑い」と判定されれば、ハイリスクかそれ以外かによって術式は考慮するとしても、基本的には手術しない限り予後

を決められない、それ故、手術を勧める立場であると鈴木氏は表明しているのです。

3.4.2 小児甲状腺に関する国際標準

現在の福島県の小児甲状腺がんに対する対応を評価するために、小児甲状腺がんの概念と対応についての国際標準について見てみたいと思います。ここでは国際的な評価の定まった論文で、しかも最新の論文をもとにその要点を説明します（文献13、14）。

小児の甲状腺がんの臨床像

小児甲状腺がんは極めてまれです。100万人に対する年間発症率は、5歳から9歳で0.43人、10歳から14歳で3.5人、15歳から19歳で15.16人です。このように年齢とともに増加し、また女子の方が優位です。小児の分化型甲状腺がんの90％は乳頭がんで、福島県の調査でも少なからず見つかっている甲状腺がんです。小児では甲状腺の結節はまれですが、見つかった場合には大人よりも悪性である危険性が高いことがわかっています（26％対5％）。また診断のついた時点では進行していて、しばしば局所の浸潤傾向が強く、首のリンパ節への転移が40％から90％の場合にみられ（成人では20％から50％）、肺などへの遠隔転移は7％から30％にみられる（成人では2％から9％）など、遠隔転移の割合が大きいとされています。腫瘍の大きさは、小児では平均して3.1cm±1.7cmで、成人の2.1cm±1.7cmに対して大きい傾向があります。また4cmを超す大きな腫瘍の割合は36％に上ります（成人では15％）。10mm以下の微小乳頭がんは小児ではまれです（小児3％対成人30％）。そして両側性、多発性に起こりやすく、このことがより広範な甲状腺手術を勧める根拠となっています。

3.4. 小児甲状腺がん

つまり小児の甲状腺がんはまれですが、成人のものと比較すると浸潤傾向・転移傾向が高く、より悪性度が高いということです。なお興味深いことに甲状腺がんはこの10年間で世界的に増加していて小児においても同じ傾向がみられています。増加の原因は不明です。検査精度の向上という説もありますが、それは一部を説明するに過ぎず、あらゆる大きさのがんが増えていて、真の増加であると考えられています。

このような極めて厄介な甲状腺がんの可能性をもった「悪性または悪性疑い」の子どもたちが2015年6月30日時点で福島県内で138人も見つかっているということです。非常に危惧される事態であることは間違いありません。この子たちのこれからの予後はどうなのか、そしてどう対応するべきなのか、極めて重要な問題です。

治療法と予後

小児の分化型甲状腺がんはまれな疾患であるため、どの方法が最も適切な治療法であるかについての統計的な研究は行われていません。治療法や観察方法については未だ議論中です。

前述のように小児の甲状腺がんは診断時には進行していて、再発率も高いにもかかわらず、予後は一般にかなり良好です。いくつかの報告では死亡率はほぼゼロに近いとされています。これまで多くの場合、成人の治療法を準用して対応がなされてきました。甲状腺全摘と放射性ヨウ素の投与を組み合わせるというものです。しかし小児の場合、放射性ヨウ素投与による数十年後の二次性発がんのリスクも無視できません。

こうした事実を踏まえて治療法が見直されています。その要点は、術前術後の腫瘍のステージ分類を厳密にすること、そして放射線照射の対象患者を選択することです。また手術にかかわる後遺症を可能な限り減らすために経験豊かでスタッフの充実した施設での手術が勧められています。

全米甲状腺学会は以下のような方法を推奨しています。標準術式は甲状腺の全摘です。ただし小さい片側性の甲状腺外への浸潤の無いものでは亜全摘も考慮とされていますが、これまでの報告では部分的切除の場合には全摘と比較して再発率が高いとされています。また放射性ヨウ素投与に関しては、リンパ節転移やほかの局所領域の病変で手術不適の場合や遠隔転移の場合に推奨されるとしています。

　以上を要約すると、小児の甲状腺がんは悪性度が高いにもかかわらず予後は良好と言えるようです。しかし、そのことはがんが自然に治癒したり、放置しておいても全く人体に影響がないことを意味しているわけではなく、基本的には診断された甲状腺がんは手術により切除するということが一般的に承認された治療法であるということです。

　このような世界標準からみて、福島の県民健康調査で発見された「悪性あるいは悪性疑い」の子どもたちに対する対応において、手術を基本としていることは極めて妥当と言えるものです。今後、国際的には小児ではまれとされているにもかかわらず県民健康調査で少なからず発見されている10mm以下のがんへの対応策に関するコンセンサスの形成が課題となっています。

小児甲状腺がんの危険因子

　前述のように、私たちが実施した健診を受診した子どもたちの中では、これまで甲状腺がんは見つかっていません。しかしこれからのことが気になります。被ばく量が不明であるにしても一定量の放射線に被ばくした可能性のある子どもたちの健康状態が今後どうなっていくのか。放射性ヨウ素と甲状腺がんとの関係についてどのように考えられているのかは重大な問題です。

　この点についての国際的評価は定まっています。歴史を振り返れば、小児期の電離放射線と甲状腺がんとの関連は1950年ごろから知られて

います。当時、小児に普通に見られた疾患である、にきび、頭部白癬、扁桃肥大などに対して放射線照射治療が行なわれていましたが、その後の経過観察によって、特に年齢の小さな子どもたちに照射を行った場合に、のちになって甲状腺がんが多数みつかりました。それに対して20歳過ぎの成人患者への照射ではがん発症リスクはほとんどなかったということです。吸収線量では100ミリシーベルトという低線量被ばくでも発症がみられています。また照射後40年以上経てからの発症もみられましたが、最も高率にみられたのは15年から30年の間でした。

2番目のピークはチェルノブイリ原発事故後10年たった1996年でした。食事や飲料を通じて蓄積した放射性ヨウ素131によって甲状腺がんが多発したことはよく知られた事実です。最も汚染度が高かったベラルーシでは、発症率は100万人対して40人まで上昇しました。事故以前は100万人に1人と報告されています。最もリスクが高かった年齢は0歳から4歳でした。1996年以降、発症は漸減し、2001年以降は事故以前の散発的発症のレベルに戻っています。

また医療とのかかわりでみると悪性腫瘍の治療で放射線照射後に二次性のがんが発症することがわかっています。たとえばホジキンリンパ腫の子どもたちの治療として頸部に放射線照射を施行し、その後4年から30年して甲状腺がんを発症した調査報告があります。

これらの事実を踏まえたうえで、国外の甲状腺医療に関わる専門家たちの多くは、小児期においては電離放射能、特に放射性ヨウ素と甲状腺がんの関連は明らかであり、発症と被ばくとの潜時（潜伏期）を考慮して長期にわたる経過観察が必要である、と考えています。

3.5 まとめ

第1章および第2章で、福島の小児甲状腺がんの多発の原因が原発事故であることが明らかにされました。しかし、原発事故による放射線へ

の曝露と子どもたちの甲状腺がん発症との関連性についてはまだわからないことがたくさん残されています。

　先行検査の期間で発見された甲状腺がんに放射能の影響はないと言いきっていいのでしょうか。事故後の被ばく量の推計にかかわって、県民健康調査の数値は妥当なのでしょうか。関東地方の子どもたちの被ばく量はどれくらいだったのでしょうか。仮に被ばく量がチェルノブイリに比べてきわめて低かったとして、その程度の低い線量でも甲状腺がんを発症しないと言えるのでしょうか。

　一方ではこれまでの検討を通じてわかってきたこともあります。今回は詳しく触れることができませんでしたが、本格検査でB判定とされた子どもたちのうちの67%は、先行検査ではA1判定かまたはA2判定であったことがわかっています。つまり時間の経過とともにB判定の子どもたちが増加してきました。今後、甲状腺に結節を持つ子どもたちが増え、その中から甲状腺がんが見つかる危険性は否定できないと思われます。

　そのことを前提とした上で当面、

1) 関東地方のいわゆるホットスポット地域を含めて健診を継続的におこなうこと

2) B判定で二次検査が必要と判定された子どもたちは必ず二次検査を受診すること

3) 国と東電はそのための財政支援を初め必要な援助を行うこと

4) 福島県は調査結果の詳細を公表すること

などが極めて重要なことと考えます。

　2012年3月、第1回目の福島県からの"自主"避難者集団健診に先立って、私たちは避難者の家族にアンケートをお願いしました。30名が回答を寄せてくれました。関心事・心配事を尋ねた設問に対して、放

3.5. まとめ

射能を浴びてしまった子どもの健康のこと、家族が離れて暮らすことによる子どもの精神的な影響のこと、そして二重生活による家計の困難さなどを内容とする回答が多くありました。

つい最近、改めて自治会が中心になってアンケートが取り組まれました。その中で出された関心事は初期のものと様変わりしていました。

一番が住宅問題でした。2017年3月には今の住居を追い出されてしまうかもしれないという状況に置かれています。安心して住み続けられないという不安や焦りによる心の問題がクローズアップされています。福島県と国は露骨にしかも半ば強制的に帰還を促しています。これは、こども被災者支援法の理念とかけ離れています。

二番目の関心事は、前回と同様に、満足な仕事に就けないことによる収入減や、父親や祖父母を福島に残しての母子避難のため二重生活などによる家計の圧迫の問題でした。

そして三番目が子どもたちの問題となっていました。その内容は学校や進学が中心となっています。

いつの間にか生活の問題に追い立てられて、放射線被ばくや子どもたちの健康のことを考える余裕すらなくなってきているのではないかと心配されます。これまで検討してきたように、放射線被ばくによる健康被害の危険性については、今の段階で絶対大丈夫と言い切れるものではありません。今後慎重にみて行くことが必要であります。

放射線に曝露した可能性のある地域の住民や、その地域からの避難者に対して、経済的な不安なしで継続的な健診を保障していくことは、東京電力と国の最低限の責任であると考えます。

参考文献

1) 菅谷昭『原発事故と小児甲状腺がん』(幻冬社ルネッサンス新書、2013)

2) https://www.pref.fukushima.lg.jp/uploaded/attachment/129302.pdf

3) https://www.pref.fukushima.lg.jp/uploaded/attachment/129733.pdf

4) Toshihide Tsuda, Akiko Tokinobu, Eiji Yamamoto, Etsuji Suzuki. Thyroid Cancer Detection by Ultrasound Among Residents Ages 18 Years and Younger in Fukushima, Japan: 2011 to 2014. Epidemiology 2015; XX:00-00 www.epidem.com

5) 鈴木眞一、福島俊彦、松瀬美智子、平田雄大、岡山洋和、大河内千代、門馬智之、水沼廣、鈴木悟、光武範吏、山下俊一「小児〜若年者における甲状腺がん発症関連遺伝子群の同定と発症機序の解明」日本甲状腺学会学術集会 (2014 年 11 月 14 日)

6) 日本統計学会編『統計学基礎』(東京図書、2012) pp.137–138

7) Upton, G. and Cook, I.『統計学事典』(白旗慎吾監訳、共立出版、2010) p.110

8) Lehmann, E.L. Elements of Large-Sample Theory (Springer, 1999) pp.113–115

9) 増田善信「福島原発事故による放射性ヨウ素の拡散と小児甲状腺がんとの関連性、およびその危険性」『日本の科学者』**50** (10)、38–41 (2015)

10) study2007『見捨てられた初期被爆』(岩波科学ライブラリー、2015)

11) 牧野淳一郎『被曝評価と科学的方法』(岩波科学ライブラリー、2015)

12) `http://www.env.go.jp/press/16520.html`

13) Maria Isabel C. Vieira Cordoli, Lais Moraes, Adriano Namo Cury, Janete M. Cerutti. Are we really at the dawn of understanding sporadic pediatric thyroid carcinoma? Endocrine-Related Cancer, **22** (6) R311–R324, doi:10.1530/ERC-15-0381, first published on 25 August 2015

14) Gary L. Francis, Steven G. Waguespack, Andrew J. Bauer, Peter Angelos, Salvatore Benvenga, Janete M. Cerutti, Catherine A. Dinauer, Jill Hamilton, Ian D. Hay, Markus Luster, Marguerite T. Parisi, Marianna Rachmiel, Geoffrey B. Thompson, and Shunichi Yamashita. Management Guidelines for Children with Thyroid Nodules and Differentiated Thyroid Cancer: The American Thyroid Association Guideline Task Force on Pediatric Thyroid Cancer. Thyroid **25** (7) 2015, 716–759

文中の表一覧

第1章
1.1　25市町村の先行検査の結果　5
1.2　25市町村の本格検査の結果　5

第2章
2.1　二項分布の例　. . . . . . .　17
2.2　標準正規分布の上側 α 点　.　26
2.3　25市町村の先行検査のデータ　34
2.4　25市町村の本格検査のデータ　34
2.5　先行検査と本格検査それぞれに対する推定値　. . . . .　35
2.6　先行検査の発見率に対する3段階区間推定の結果　. . .　36
2.7　本格検査の発見率に対する3段階区間推定の結果　. . .　36

第3章
3.1　健診結果　. . . . .　44
3.2　福島県以外の3市のエコー所見判定　. . . . .　46
3.3　福島県以外の3市のエコー検査（のう胞と結節）　. . .　47
3.4　エコー検査結果判定の経年的変化　. . . . .　48
3.5　本格検査一次検査結果　. . .　51
3.6　先行検査一次検査結果　. . .　51
3.7　本格検査二次検査結果　. . .　52
3.8　本格検査一次検査におけるのう胞と結節の人数・割合　.　53

文中の図一覧

第1章
1.1　実施対象市町村　. . . . . .　3

第2章
2.1　二項分布　. . . . .　17
2.2　二項分布（つづき）　. . . .　19
2.3　二項分布 $\mathrm{Bin}(100, \frac{1}{10})$　.　20
2.4　二項分布 $\mathrm{Bin}(1000, \frac{1}{10})$　.　20
2.5　大数の法則　. . . . .　21
2.6　中心極限定理　. . . . .　24
2.7　正規分布 $\mathrm{N}(\mu, \sigma^2)$　. . . . .　25
2.8　標準正規分布 $\mathrm{N}(0,1)$ の上側 α 点 $z(\alpha)$　. . . . . . .　26
2.9　信頼区間　. . . . .　28
2.10　超幾何分布 $\mathrm{HG}(n, K, N)$　29
2.11　超幾何分布と正規分布　. . .　32
2.12　10万人当りの患者数（人）の推定値と95%信頼区間　.　36
2.13　発生率の推定値と95%信頼区間　. . . . .　37
2.14　発生率に対する片側信頼区間の比較　. . . . .　38

第3章
3.1　各年齢区分に占める A1、A2、B 判定の割合（男女別）　47

●著者紹介

宗川吉汪（そうかわ　よしひろ）

1939年生まれ
東京大学理学部生物化学科卒、理学博士
京都工芸繊維大学名誉教授
生命生物人間研究事務所主宰
日本科学者会議京都支部代表幹事
専門：生命科学
著書：共著『自然の謎と科学のロマン（下）生命と人間・編』（新日本出版社、2003）
　　　　　 『生命のしくみ11話』（新日本出版社、2004）
　　　　　 『遺伝子・性・誕生』（新日本出版社、2006）ほか
訳書（共訳）：『ホートン生化学第5版』（東京化学同人、2013）

大倉弘之（おおくら　ひろゆき）

1951年生まれ
京都大学理学部卒、理学博士
京都工芸繊維大学教授
専門：数学（確率論）
日本数学会統計数学分科会所属

尾崎　望（おざき　のぞむ）

1954年生まれ
京都大学医学部卒業
京都民医連かどの三条こども診療所所長
京都民医連会長
専門：小児科地域医療
著書：共著『ベトナムの障害者にリハビリテーションを』（文理閣、2006）
　　　共著『ベトドクが教えてくれたもの』（クリエイツかもがわ、2009）
　　　共著『Dioxin, Unforgettable Responsibility! Viet & Duc and world peace』
　　　　　（Ho Chi Minh City General Publishing House、2013）
訳書（監訳）：レ、カオ・ダイ『ベトナム戦争におけるエージェントオレンジ』
　　　　　（文理閣、2004）

福島原発事故と小児甲状腺がん
――福島の小児甲状腺がんの原因は原発事故だ！――

2015年12月12日 初版 第1刷 発行

著 者　宗川吉汪・大倉弘之・尾崎 望
発行者　比留川 洋
発行所　株式会社 本の泉社
〒113-0033　東京都文京区本郷2-25-6
電話 03-5800-8494　FAX 03-5800-5353
http://www.honnoizumi.co.jp/
印刷　新日本印刷株式会社
製本　株式会社 村上製本所

©2015, Yoshihiro SOKAWA・Hiroyuki ÔKURA・Nozomu OZAKI　Printed in Japan
ISBN978-4-7807-1252-0　C2036

※落丁本・乱丁本は小社でお取り替えいたします。
　定価は表紙に表示してあります。
　複写・複製（コピー）は法律で禁止されております。